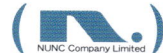

newLearners'

# Technical guide to the Management of Arrhythmias

by

Yukihiko Momiyama
and
Masashi Kanno, Yukari Sagawa

A volume of nLTG series

## newLearners'
# 不 整 脈
## テクニカルガイド

著 樅山　幸彦
国立病院機構東京医療センター循環器科

神野　雅史，佐川　由加里
東京都済生会中央病院臨床検査科

株式会社 ヌンク （発行）

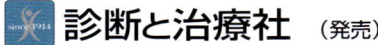 （発売）

# 序

　1999年に本書の前身である『不整脈診断マスターガイド』を出版してからあっという間に15年が経過した。不整脈は研修医には「難しい，でも勉強しなくては…」という分野である。内科研修後皮膚科入局を予定していた研修医時代の自分にも不整脈は難しいイメージがあった。そんな時，不整脈に親しみを持たせてくれたのが三田村秀雄先生（現立川共済病院院長）である。ナースの不整脈勉強会で「ハートウオッチングの達人はP波を男の子，QRS波を女の子とみる。当然目につくのが女の子で，女の子がいなければ死んでしまう。女の子が多過ぎるとドキドキし，グラマーな女性（wide QRS）ばかり（VT）だと気を失い，死んでもいいという人もいる。要はまず女の子の数を見て，次にスリムな子とグラマーな子を見分け，その後男の子も見る。最後に男の子と女の子が手をつないでツーショットか仲が悪いかをみる」と教えておられたのを思い出す。大学時代より趣味のひとつがバードウオッチングであったが，ふと気がつくとハートウオッチングにも強い興味をもち，循環器医になっていた。三田村先生に一歩でも近づきたく，P波を男の子，QRS波を女の子に喩えるようなわかりやすい不整脈の本を作りたいと思い，2005年に『ナースのための心電図マスターガイド』を出版し，P波を犬，QRS波を飼い主の男の子に喩えて図示した。本書にも不整脈をやさしく理解できるようにそれらの図を多く採用した。

　不整脈を理解したいと分厚い本を買っては挫折した人が多いと思う。不整脈診断ができるようになるには，まず薄い本を1冊読み，わからない不整脈に出会ったらその都度調べるのが効率のよい方法と考える。本書では，不整脈の難解な理論的な部分は省き，薄くて誰でも読み切れる本にしたいと考え，わからない時にも調べやすいように配慮した。診断だけでなく，臨床の場で出会うことの多い不整脈の治療法について必要な知識と抗不整脈薬の投与法を簡潔に記載した。しかし詳細な治療法は日本循環器学会の不整脈ガイドラインを参照していだだきたい。

われわれ自身も循環器診療に携わってはいるが不整脈の専門家ではなく，いつも不整脈の診断・治療は難しいと感じる．この本をきっかけに不整脈を一層勉強する所存であるが，何よりも，この本が不整脈を学びたいと思う読者の方々の実践的入門書として，少しでも役立つことを切望している．

　最後に，今でも困った時にはあたたかく御指導して下さる三田村秀雄先生に心から感謝したい．そして国立病院機構東京医療センターのやる気満々の研修医，忙しくても笑顔を絶やさない4B病棟のナース，そして一緒に仕事をしている循環器科スタッフにこの本を捧げたい．

2013年9月

樅山幸彦

# 目 次

## I 心電図の基礎　　1

### 1. 心電図の基礎 ……………………………………………………………………2
　　A. 心臓の刺激伝導系　2
　　B. 心電図の波形　4
　　C. 心拍数（Heart Rate：HR）　6

## II 不整脈：診断と治療　　11

### 2. 期外収縮 …………………………………………………………………………12
　　A. 期外収縮とは　12
　　B. 心室性期外収縮（Premature Ventricular Contraction：PVC）　12
　　C. 心房性期外収縮（Premature Atrial Contraction：PAC）　20
　　D. 房室接合部性期外収縮（Premature Junctional Contraction：PJC）　25
　　E. 補充収縮（Escape Beat）　27

### 3. 心房性不整脈 ……………………………………………………………………29
　　A. 心房性不整脈とは　29
　　B. 発作性心房頻拍（Paroxysmal Atrial Tachycardia：PAT）　29
　　C. 多源性心房頻拍（Multifocal Atrial Tachycardia：MAT）　32
　　D. 心房粗動（Atrial Flutter：AFL）　33
　　E. 心房細動（Atrial Fibrillation：AF）　36

### 4. 房室接合部性不整脈 ……………………………………………………………45
　　A. 房室接合部性不整脈とは　45
　　B. 房室接合部頻拍（Junctional Tachycardia）　45
　　C. 房室接合部性補充調律（Junctional Escape Rhythm）　49

# 不整脈テクニカルガイド

## 5. 心室性不整脈 .................................................................................................51
- A. 心室性不整脈とは　51
- B. 心室頻拍（Ventricular Tachycardia：VT）　51
- C. 心室粗動（Ventricular Flutter：VFL）　58
- D. 心室細動（Ventricular Fibrillation：VF）　59
- E. 促進した心室固有調律（Accelerated Idioventricular Rhythm：AIVR）　61
- F. 心室性補充調律（Ventricular Escape Rhythm）　62

## 6. 心室性変行伝導 .............................................................................................64
- A. 心室内変行伝導（Intraventricular Aberrant Conduction）とは　64
- B. 心室内変行伝導を伴った心房性期外収縮　64
- C. 心房細動における心室内変行伝導　67

## 7. 房室ブロック .................................................................................................70
- A. 房室ブロック（AV Block）とは　70
- B. 1度房室ブロック（First Degree AV Block）　70
- C. ウエンケバッハ型2度房室ブロック（Second Degree AV Block Wenckebach Type）　71
- D. モービッツ2型2度房室ブロック（Second Degree AV Block Mobitz Type 2）　73
- E. 高度房室ブロック（High Grade AV Block）　75
- F. 完全房室ブロック（Complete AV Block）　76

## 8. 洞房ブロック .................................................................................................81
- A. 洞房ブロック（SA Block）とは　81
- B. ウエンケバッハ型2度洞房ブロック（Second Degree SA Block Wenckebach Type）　82
- C. モービッツ2型2度洞房ブロック（Second Degree SA Block Mobitz Type 2）　83
- D. 洞不全症候群（Sick Sinus Syndrome：SSS）　84

newLearners' Technical Guide

9. WPW 症候群 ................................................................86
 A. WPW 症候群（Wolff-Parkinson-White Syndrome）とは   86
 B. WPW 症候群に合併する頻脈発作   88

## III 不整脈の鑑別診断   91

10. 鑑別診断のポイント ................................................................92
 A. 正常 QRS 波の規則的な頻脈の鑑別
  （Narrow QRS Regular Tachycardia）   92
 B. 正常 QRS 波の不規則な頻脈の鑑別
  （Narrow QRS Irregular Tachycardia）   94
 C. 幅広い QRS 波の規則的な頻脈の鑑別
  （Wide QRS Regular Tachycardia）   96
 D. 突然の長い休止期（長い R-R 間隔）の鑑別   98

**参考文献** ................................................................101

**索 引** ................................................................102

■おことわり

本書記載の薬剤・製品名は一般に各開発メーカーの商標または登録商標です．
本文中では，"TM"や"®"などのマーク表示を省略いたします．

newLearners'
Technical guide to the Management of Arrhythmias

# I. 心電図の基礎

## Clinical Bases of the Electrocardiogram

## I. 心電図の基礎

# 1 心電図の基礎

## A 心臓の刺激伝導系

### 1. 刺激伝導系

　正常では洞房結節が心臓のペースメーカーとして規則的に電気的刺激を作り，それを**刺激伝導系**という電気の通り道を介して心臓全体にすばやく伝えることで，心臓はリズミカルに収縮している（図 1-1）。

　右房と上大静脈の合流部付近にある**洞房結節**（SA node）で作られた電気的刺激は心房へ伝えられ，心房を伝わった刺激は三尖弁付着部付近の心房中隔にある**房室結節**（AV node）に集まる。房室結節を通った刺激は**ヒス束**（His bundle）に伝わり，さらに右脚と左脚に分かれる。**右脚**（right bundle branch）は心室中隔の右室側を通って右室へ刺激を伝える。**左脚**（left bundle branch）はすぐに前枝と後枝に枝分れし，前枝は左室の前壁側，後枝は左室の後壁側に刺激を伝える。右脚および左脚前枝，後枝はさらに細い**プルキンエ線維**（Purkinje fibers）に分かれ，最終的に心室の心筋細胞へ刺激を伝える。

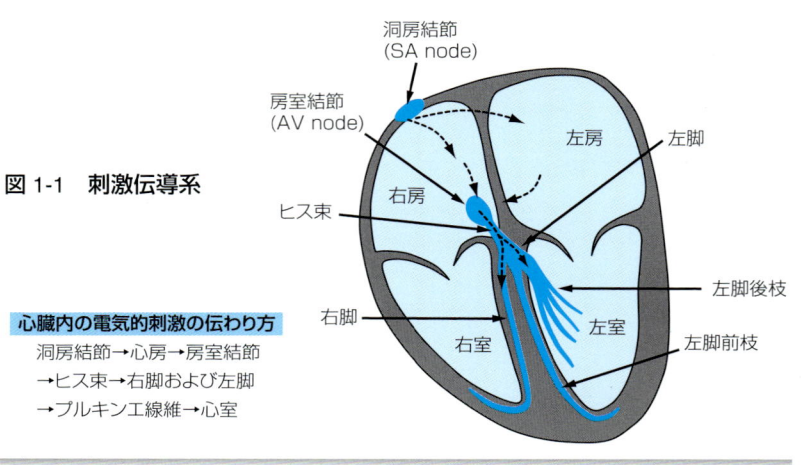

図 1-1　刺激伝導系

**心臓内の電気的刺激の伝わり方**
洞房結節→心房→房室結節
→ヒス束→右脚および左脚
→プルキンエ線維→心室

## 2. 自動能

心臓の細胞には電気的刺激を産生しうる自動能があり，その能力は心臓内の部位で異なる。洞房結節は交感神経と副交感神経の神経末端に富み，最も高い自動能を持つため，正常では心臓のペースメーカーとして心臓の拍動をコントロールしている。これを**洞調律**（sinus rhythm）といい，安静時の心拍数は 60〜100/分である。洞房結節に次いで高い自動能を有するのが房室結節であり，洞房結節と同じく交感神経と副交感神経の神経末端に富み，40〜60/分で刺激を作りうる。しかし心室の自動能は低く，20〜40/分程度でしか刺激を作れない。

## 3. 心臓の電気生理学

心臓の細胞内は収縮していない時は電気的にマイナスとなっているが（静止電位），電気的刺激が伝わると急速に細胞外の陽イオン（$Na^+$）が流入し細胞内はプラスになる。この電気的変化を**脱分極**（depolarization）といい，脱分極が刺激伝導系を介して心臓全体に伝わることで心臓は収縮する。脱分極が完了すると，細胞内の陽イオン（$K^+$）が流出して細胞内はマイナスに戻る。これを**再分極**（repolarization）といい，心臓の収縮が1回終了する。心筋細胞の電位は図 1-2 に示すように5つの時相に分かれて変化することになる。

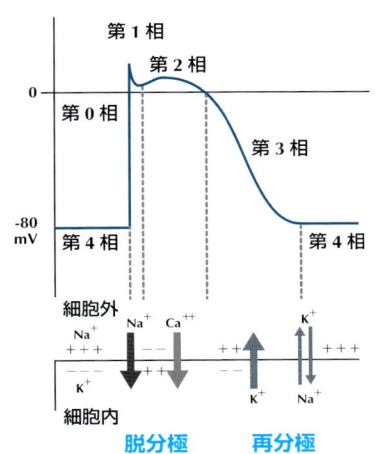

第 0 相：**急速な脱分極**
　fast Na channel の活性化
　急速な細胞外から細胞内への Na の流入

第 1 相：**早期の再分極**
　fast Na channel の不活性化と
　K channel の活性化

第 2 相：**プラトー**
　slow Ca channel の活性化
　細胞外から細胞内への Ca の流入

第 3 相：**再分極**
　K channel の活性化
　細胞内から細胞外への K の流出

第 4 相：**静止電位**
　K channel が静止電位の維持に重要

図 1-2　心筋細胞の活動電位

## I. 心電図の基礎

脱分極が進行している間は次の電気的刺激がきても反応できない。この時期を**絶対不応期**という。脱分極が終了して再分極が進行しつつある間は強い刺激にのみ反応できる。この時期を**相対不応期**という。

### B 心電図の波形

#### 1. 心電図波形の意味（図1-3）

① **P波**：洞房結節で作られた電気的刺激は心房を脱分極させ，心房の脱分極が心電図上**P波**を作る。P波は心房の脱分極の過程すなわち電気的刺激が心房内を伝わる様子を表し，心房に異常があればP波に異常を示す。

② **QRS波**：心房を伝わった電気的刺激は房室結節からヒス束，さらに右脚，左脚を通って心室を脱分極させ，心室の脱分極が**QRS波**を作る。QRS波は心室の脱分極の過程すなわち電気的刺激が心室内を伝わる様子を表し，心室に異常があればQRS波に異常を示す。

③ **T波**：脱分極した心室は再び静止時に戻ろうと再分極し，心室の再分極が**T波**となる。心室に異常があれば，QRS波だけでなくT波にも異常を示すことが多い。

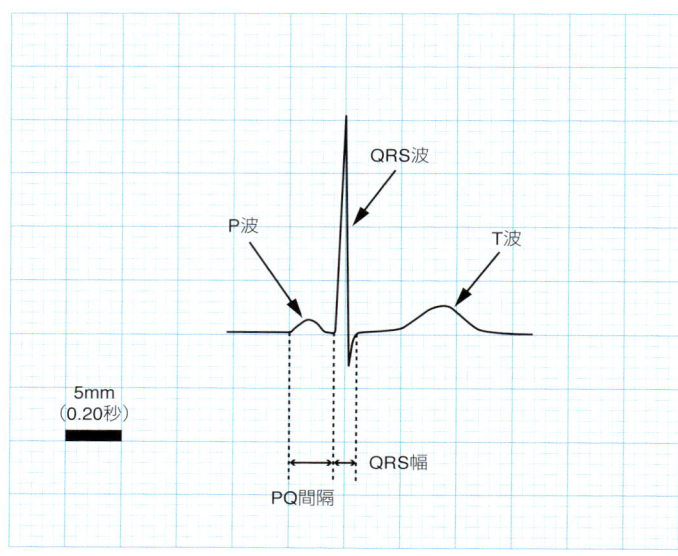

図1-3　心電図波形

## 2. PQ 間隔と QRS 幅

心電図横軸の 1mm 毎の細線は 0.04 秒,5mm 毎の太線は 0.20 秒を表す。

① **PQ 間隔**：P 波の始まりから QRS 波の始まりまでの時間として計測し,心房から心室へ刺激が伝わるのに要する時間を意味する。多くは伝導速度の最も遅い房室結節内を伝わる時間を反映している。正常は 0.12～0.20 秒であり,0.12 秒（3mm）未満は心房と心室の間に通常より速く刺激を伝えうる副伝導路の存在（WPW 症候群）が疑われる。一方,PQ 間隔が 0.20 秒（5mm）より長い時は **1 度房室ブロック**といい,心房から心室への伝導が多少障害されている。

② **QRS 幅**：QRS 波の始まりから終わりまでの時間として計測し,心室全体が脱分極するのに要する時間を意味する。正常は 0.10 秒以下であるが,0.12 秒（3mm）以上の幅広い QRS 波（wide QRS）は右脚ブロックや左脚ブロックなどの心室内伝導障害が考えられる。心室性期外収縮といった心室性不整脈も幅広い QRS 波を示す。

◆**右脚ブロックと左脚ブロックの心電図波形（図 1-4）**

**右脚ブロック（RBBB）**では房室結節を通った電気的刺激は左室へは左脚を通って伝わるが,右室へは右脚が通れず左室側よりゆっくり伝わり,特徴的な幅広い QRS 波形（胸部 V1 誘導の M 型波形と V6 誘導の幅広い S 波）となる。**左脚ブロック（LBBB）**では反対に右室へは右脚を通って伝わるが,左室へは左脚が通れず右室側よりゆっくり伝わり,幅広い QRS 波形（V6 誘導の M 型波形と V1 誘導の幅広い S 波）となる。

左室起源の心室性期外収縮は右脚ブロック型の QRS 波形を示し,右室起源の心室性期外収縮は左脚ブロック型波形を示す（**期外収縮**の章参照）。

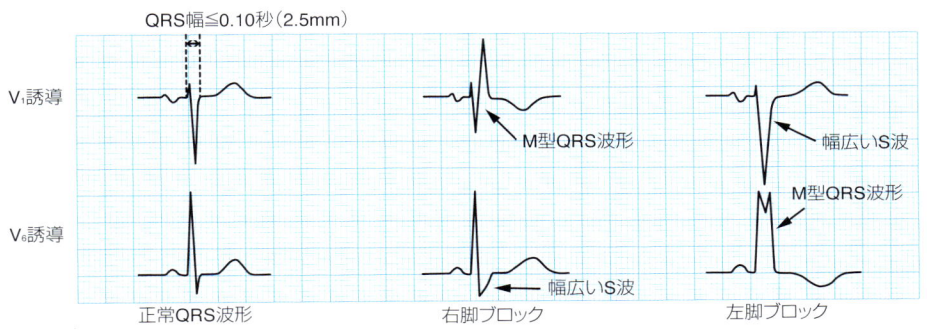

図 1-4　**右脚ブロックと左脚ブロックの QRS 波形**

## I. 心電図の基礎

### C 心拍数
Heart Rate（HR）

#### 1. 心拍数の計測

　　心電図では心拍数が自動表示されるが，ノイズが多い時やQRS波が低電位の時などは正しく計測されないことがあり，不整脈をみた際は実際の心電図からおよその心拍数を瞬時に把握できる必要がある．心拍数を簡単に計測するには，まず心電図の太線上にのっているQRS波を探し，そして次のQRS波がくるのは太線の何本目かをみる．例1-1に示すように，300÷〇本目として計算でき，次のQRS波がすぐ次の太線上ならば心拍数は300/分，2本目なら150/分，3本目なら100/分，4本目なら75/分，5本目なら60/分（例1-2），6本目なら50/分になる．

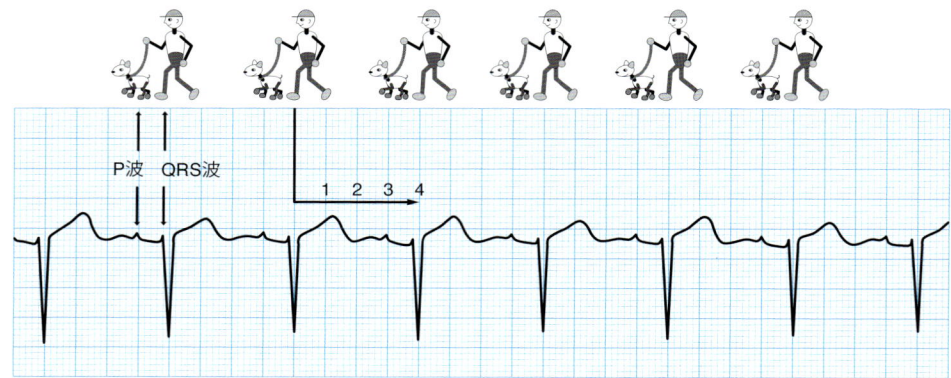

**例 1-1　心拍数 75/分の洞調律**　洞調律では正常のP波とQRS波のカップルが続く．この図ではP波を犬に，QRS波をその飼い主の男の子に喩えて図示した．4本目の太線上に次のQRS波がくるので，300÷4本目として心拍数は75/分となる．

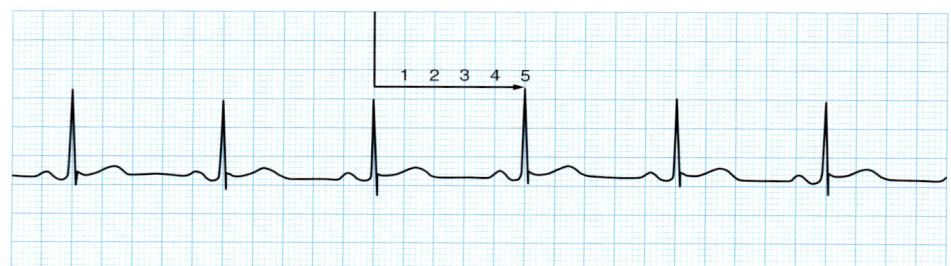

**例 1-2　心拍数の計測**　5本目の太線上に次のQRS波がくるので，300÷5＝約60/分となる．

# 心電図の基礎 1

◆**心臓の男女関係**
　不整脈を理解するにはP波を男性，QRS波を女性に喩えるとよい．心臓にとって大切なのは女性であり，男性が何人いても女性がいないとめまいを起こし，スリムな女性（正常QRS波）でも多過ぎればドキドキし，グラマーな女性（幅広いQRS波）が大勢（VT）押し掛けたら気を失う．患者の状態を左右するのが女性（QRS波）であり，不整脈を見たらまず女性の数（心拍数）を見て，その上で彼女のスタイル（幅広いQRS波か）を見る．ただし不整脈を正確に診断するには女性の陰に見え隠れする男性（異所性P波）の姿を察知するのが重要である．心臓にとっては普通の男性（洞性P波）とスリムな女性（正常QRS波）がカップル（1：1）で仲良く手をつないでいる状態（洞調律）がベストである．例1-1ではP波を犬に，QRS波をその飼い主の男の子に喩えて図示した．

## 2．洞調律

　正常では自動能の最も高い洞房結節がペースメーカーとして心拍数をコントロールしており，これは**洞調律**（sinus rhythm）という．洞調律の心拍数には交感神経と副交感神経の両者が関与し，正常の心拍数は60～100/分である．洞調律が続く限りはP波もQRS波も同一の波形が続き，P波とP波の間隔（P-P間隔）およびR波とR波の間隔（R-R間隔）も呼吸に伴って多少の変動を認めるがほぼ一定となる．

① **洞性頻脈**（sinus tachycardia）：洞調律の心拍数が100/分より多い時は**洞性頻脈**といい（例1-3），健常者でも運動時は洞性頻脈となる．安静時の洞性頻脈の多くは発熱，痛みや不安感などのためで，それらを取り除けば心拍数は減少する．しかしそのような原因がない時は甲状腺機能亢進症を疑う．

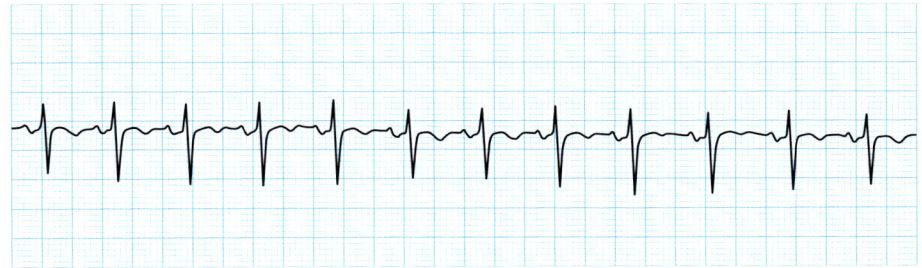

例1-3　心拍数120/分の洞性頻脈

## I. 心電図の基礎

② **洞性徐脈**（sinus bradycardia）：洞調律の心拍数が 60/分未満の時は**洞性徐脈**という（例 1-4）。健常者でも若年者（特にスポーツマン）は洞性徐脈のことが多く，50/分未満を有意とすることも多い。高度の洞性徐脈は洞不全症候群（sick sinus syndrome）や β 遮断薬服用例で認め，甲状腺機能低下症も原因の一つである。

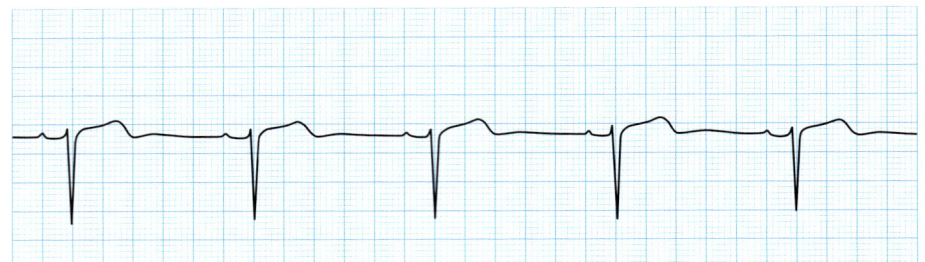

例 1-4　心拍数 50/分の洞性徐脈

③ **洞性不整脈**（sinus arrhythmia）：正常の洞調律でも呼吸に伴って多少とも心拍数の変動を認めるが，P-P 間隔が 0.16 秒（4mm）以上変動する時は**洞性不整脈**という（例 1-5）。P-P 間隔が吸気時に短く，呼気時に長くなり（呼吸性），若年者でよく認められて病的意義はない。高齢者では呼吸と関連しない洞性不整脈（非呼吸性）を時々認める。

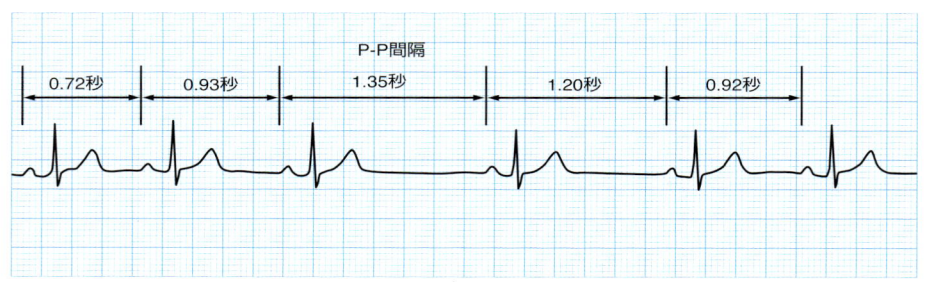

例 1-5　**洞性不整脈**　P-P 間隔は次第に長くなっては短くなるパターンを繰り返す．

## 3. 頻脈性不整脈の見方

■**頻脈性不整脈の分類**
■**正常QRS波の規則的な頻脈**
1) 洞性頻脈 (sinus tachycardia)
2) 心房粗動 (atrial flutter：AFL)
3) 発作性上室性頻拍 (paroxysmal supraventricular tachycardia：PSVT)

■**正常QRS波の不規則的な頻脈**
1) 心房細動 (atrial fibrillation：AF)
2) 多源性心房頻拍 (multifocal atrial tachycardia：MAT)

■**幅広いQRS波の規則的な頻脈**
1) 心室頻拍 (ventricular tachycardia：VT)

■**メチャクチャ速い頻脈**
1) 心室粗動 (ventricular flutter：VFL)
2) 心室細動 (ventricular fibrillation：VF)
3) WPW症候群の心房細動

　頻脈性不整脈は上記の4つに大きく分けられるが，心電図からすぐに診断することが難しいことも多い。頻脈性不整脈の患者を診た時には，まず患者の状態（意識レベル，血圧，症状）をチェックし，意識がなく脈も触知しない場合はすぐに心肺蘇生術を行う。

　心電図では下記の4点に注目して鑑別診断を行う。
① **心拍数**は大体いくつか？
② 持続時間は一瞬（何拍または何秒）か現在も持続中か？
③ QRS幅は正常か**幅広い**（wide QRS）（≧3mm）か？
④ QRS波のリズムは**規則的**（regular）か**不規則**（irregular）か？

　初心者で頻脈が何かすぐに診断できなくても，患者の状態（意識、血圧、症状），心拍数とwide QRSかどうかは言える必要がある。たとえば，"心拍数150/分の規則的な頻脈発作を起こしているがwide QRS波でなく，血圧120で動悸を訴えている"とコールする。

newLearners'
Technical guide to the Management of Arrhythmias

# II. 不整脈：診断と治療

## Diagnosis and Management of Arrhythmias

## II. 不整脈：診断と治療

# 2 期外収縮

## A 期外収縮とは

　心臓の細胞は自分自身で電気的刺激を産生しうる自動能をもち，通常は最も高い自動能を有する洞房結節が心拍数をコントロールし洞調律となっている。しかし心房，心室や房室接合部（AV junction）で一時的に自動能が高まると，洞房結節より早期に刺激を発生し，これを**期外収縮**という。

　期外収縮は発生した部位より，下記の3つに分類される。
① **心房性期外収縮**（premature atrial contraction：PAC）
② **房室接合部性期外収縮**（premature junctional contraction：PJC）
③ **心室性期外収縮**（premature ventricular contraction：PVC）

## B 心室性期外収縮
Premature Ventricular Contraction（PVC）

　心室内のある部位で自動能が高まって早期に刺激を発生したものが**心室性期外収縮（PVC）**であり，24時間ホルター心電図を記録すると健常者でも多少ともPVCを認めるが，心筋梗塞や心筋症など基礎心疾患を有する例では高頻度に認める。PVCは基礎心疾患を有する例では異常のある左室より発生することが多いが，健常者では右室流出路より発生することが多い（図2-1）。基礎心疾患例（特に左室機能低下例）でPVCを多く認める場合は一般に予後不良と見なされるが，基礎心疾患のない例のPVCは特発性で予後は良好とされる。基礎心疾患のない例で右室流出路起源すなわち左脚ブロック＋右軸偏位型波形のPVCはカテコラミン依存性でβ遮断薬が有効だが，右脚ブロック＋左軸偏位型PVCは左脚後枝のCa電流依存性組織由来でCa遮断薬が有効とされる。

# 期外収縮 2

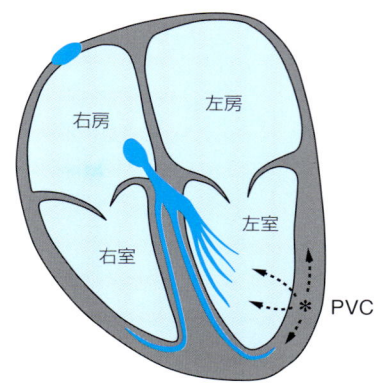

図 2-1　心室性期外収縮（PVC）

## 1. 診断のポイント

**■心室性期外収縮の診断ポイント**
1) 洞調律の QRS 波と形の異なる**幅広い**（≧0.12 秒）QRS 波
2) PVC を挟んだ P-P 間隔は**洞調律の P-P 間隔の 2 倍**（代償性休止期）
3) 異所性 P 波はない

⇨ **心室性期外収縮（PVC）**

## 2. 心電図所見

　　PVC は心室内のある部位が刺激を発生し，右脚や左脚を通らずに心室内を伝わるため，心室の脱分極の過程を示す QRS 波は洞調律の QRS 波とは形の異なる**幅広い QRS 波**（wide QRS）[≧0.12 秒（3mm）]を呈する。基礎心疾患を有する例では異常のある左室より発生し，左室由来の PVC は右脚ブロック型の QRS 波形（V1 誘導で M 型）を呈することが多い。一方，健常者では右室流出路より発生することが多く，左脚ブロック型波形（V6 誘導で M 型）を呈する。

　　洞房結節は心室から遠く離れているため PVC に影響されず，PVC が発生しても規則正しく刺激を作り続けている（洞調律の P 波は PVC の QRS 波の中に埋もれて見えないことが多い）。そのため，PVC を挟んだ P-P 間隔は洞調律の P-P 間隔のちょうど 2 倍となる**代償性休止期**（compensatory pause）を示す（例 2-1）。

## II. 不整脈：診断と治療

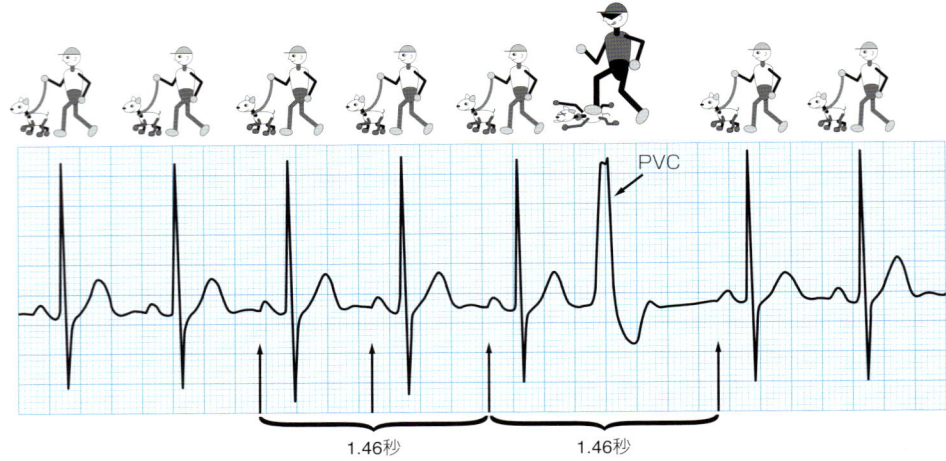

例 2-1　**心室性期外収縮（PVC）**　PVC の幅広い QRS 波を挟んだ P-P 間隔は洞調律の P-P 間隔のちょうど 2 倍（代償性休止期）となる．この図の PVC は普通の男の子と違い大柄で悪そうに表示されている．

### 3. 一源性と多源性

　　心室の 1 カ所から発生する PVC を**一源性**（unifocal），数カ所から発生している PVC を**多源性**（multifocal）という。一源性 PVC では同一の幅広い QRS 波のみ認めるが（例 2-2），多源性 PVC では数種類の幅広い QRS 波を認める。さらに一源性では先行する QRS 波と PVC の QRS 波との間隔は一定で，この間隔を**連結期**（coupling interval）と呼ぶ。多源性 PVC では連結期も異なる（例 2-3）。しかしながら数種類の QRS 波形を有する PVC でも多源性とは限らず，多形性（multiform）ということも多い。

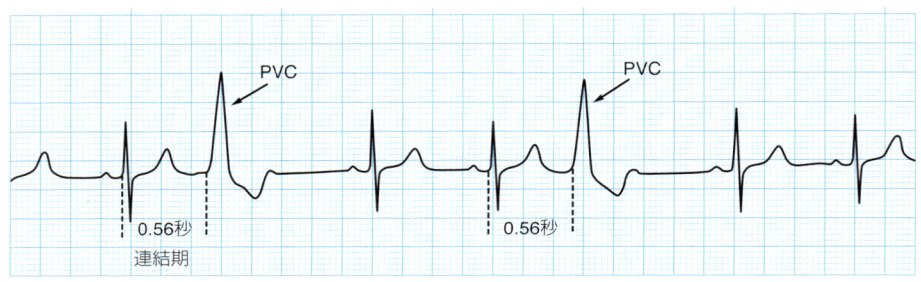

例 2-2　**一源性心室性期外収縮**　2 つの PVC は QRS 波形だけでなく，連結期も同一である．

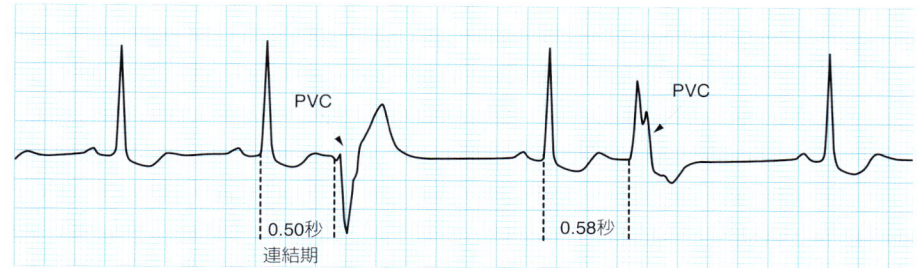

例 2-3 **多源性心室性期外収縮** 2つの PVC は QRS 波形も連結期も異なり，多源性といえる．

### 4．心室性期外収縮のタイプ

① **R on T 型 PVC**：先行する T 波の頂上付近に起こる PVC を R on T 型 PVC と呼ぶ（例 2-4）。この時期は受攻期（vulnerable period）と呼ばれ，PVC が心室細動を誘発しやすい危険な時期とされる（特に心筋梗塞の急性期）。

② **融合収縮**（fusion beat）：PVC が洞調律の P 波の直後に起こると，洞房結節からの刺激も心室に伝わって心室の脱分極は PVC と洞房結節からの刺激の両者で進む。そのため QRS 波形は PVC と洞調律の QRS 波の中間の波形を示し，QRS 幅も中間の 0.10〜0.12 秒になり，融合収縮と呼ぶ（例 2-5）。

③ **二段脈**（bigeminy）**と三段脈**（trigeminy）：期外収縮は頻発することがあり，1拍おきに起こるのを二段脈，2拍おきを三段脈という。一度，二段脈になると長時間続きやすい（例 2-6）。

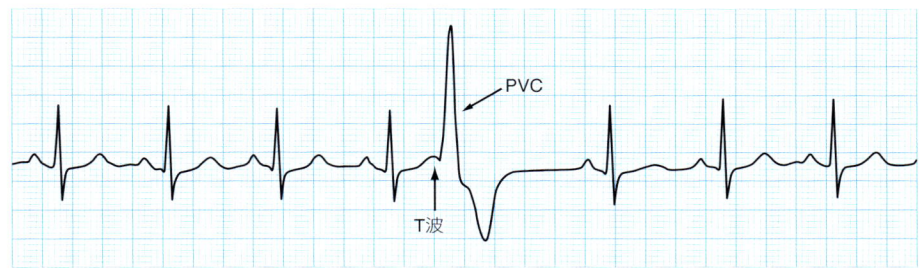

例 2-4 R on T 型心室性期外収縮

## II. 不整脈：診断と治療

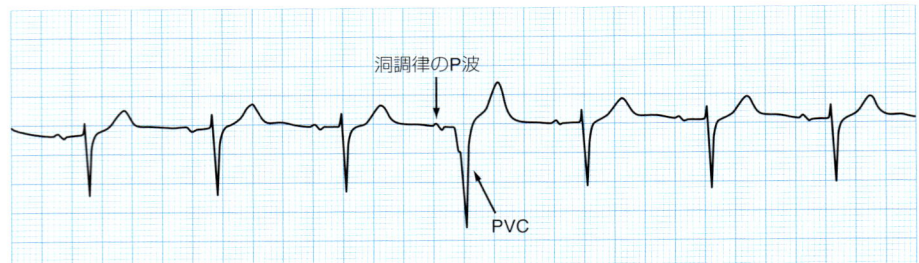

例 2-5　融合収縮（fusion beat）　洞調律の P 波の直後に心室性期外収縮が起こり，融合収縮となっている．

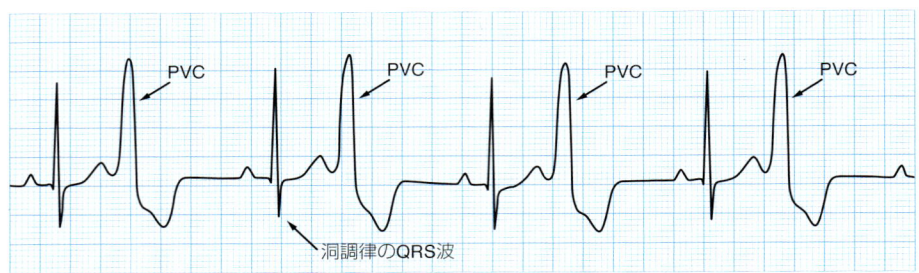

例 2-6　PVC の二段脈（bigeminy）　洞調律の QRS 波と PVC が交互に認められる．

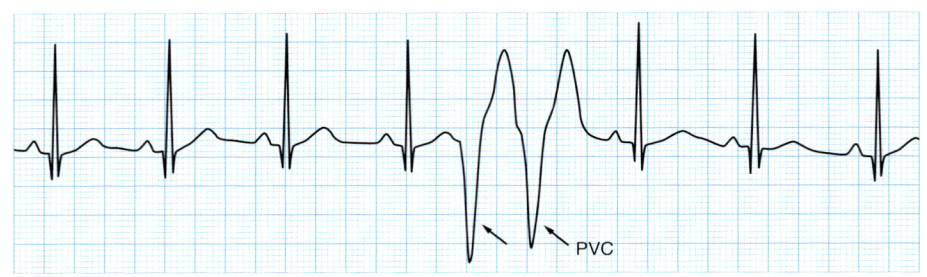

例 2-7　心室性期外収縮のペア（pair）

④ **ペア（pair）とショートラン（short run）**：期外収縮の二連発を**ペア**またはカップレット（couplet）（例 2-7），数個以上の連発を**ショートラン**という。急性心筋梗塞例では PVC の pair や short run, 多源性や R on T 型の PVC は心室頻拍や心室細動に移行しやすく，要注意とされる。

## 5. 治　療

　　心筋梗塞急性期（特に発症 48 時間以内）は PVC を多く認め，PVC の pair や short run，多源性や R on T 型 PVC は心室頻拍や心室細動に移行しやすく，要注意とされる。しかし以前行われていた Ib 群抗不整脈薬リドカイン（キシロカイン）の予防的投与はむしろ死亡率を増加させることが示され，現在では PVC に対して予防的投与は行わない。電解質異常や低酸素血症などの誘因をチェックして是正し，経過観察する。血清 K 濃度は＞4.0mEq/L に維持する。

　　抗不整脈薬は逆に突然死や心室頻拍を誘発する可能性（催不整脈作用 proarrhythmia）があり，基礎心疾患を有する例（特に左室機能低下例）ではその可能性が高い。特に投与開始後 1〜2 週間は要注意である。まずは原病の治療すなわち虚血や心不全の改善に努める。しかし動悸などの症状が強い時は，まずは β 遮断薬を投与する。無効の場合は Ib 群メキシレチン（メキシチール）もしくは III 群抗不整脈薬のアミオダロン（アンカロン）やソタロール（ソタコール）投与を考慮するが，予後の改善効果は示されておらず，長期使用は控える。

　　基礎心疾患のない例の PVC は一般に予後良好であり，抗不整脈薬の適応はない。しかし動悸などの症状が強い時は β 遮断薬を投与する。特に日中や運動時など交感神経緊張時に多い例やカテコラミン依存性の左脚ブロック＋右軸偏位型 PVC には β 遮断薬が有効である。β 遮断薬無効の場合には Ca 遮断薬（IV 群）のベラパミル（ワソラン）もしくはジルチアゼム（ヘルベッサー）を投与する。特に Ca 電流依存性組織由来の右脚ブロック＋左軸偏位型 PVC に有効である。

　　なお抗不整脈薬の分類として，以前より I 群から IV 群に抗不整脈薬を大別する Vaughan Williams 分類（表 2-1）がよく用いられていた。しかし近年は抗不整脈薬のイオンチャネルや受容体への作用を詳細に記載した Sicilian Gambit 分類（表 2-2）を用いることが推奨されている。

## II. 不整脈：診断と治療

表 2-1　Vaughan Williams による抗不整脈薬の分類

| 群 | | 適応 | 薬品名<br>（市販名） | 代謝 |
|---|---|---|---|---|
| I群<br>Naチャネル遮断薬 | Ia<br>（QT延長） | 心房性不整脈<br>心室性不整脈<br><br>WPW症候群 | キニジン<br>（キニジン） | 腎20%<br>肝80% |
| | | | プロカインアミド<br>（アミサリン） | 腎60%<br>肝40% |
| | | | ジソピラミド<br>（リスモダンR） | 腎50%<br>肝50% |
| | | | シベンゾリン<br>（シベノール） | 腎80%<br>肝20% |
| | | | ピルメノール<br>（ピメノール） | 腎80%<br>肝20% |
| | Ib<br>（QT短縮） | 心房性不整脈<br>心室性不整脈 | アプリンジン<br>（アスペノン） | 肝 |
| | | 心室性不整脈 | リドカイン<br>（キシロカイン） | 肝 |
| | | | メキシレチン<br>（メキシチール） | 肝 |
| | Ic<br>（QT不変） | 心房性不整脈<br>心室性不整脈<br><br>WPW症候群 | プロパフェノン<br>（プロノン） | 肝 |
| | | | フレカイニド<br>（タンボコール） | 腎 |
| | | | ピルジカイニド<br>（サンリズム） | 腎 |
| II群 | β遮断薬 | AF,AFLの<br>心拍数コントロール<br><br>先天性<br>QT延長症候群 | メトプロロール<br>（セロケン） | 肝/腎 |
| | | | アテノロール<br>（テノーミン） | 腎 |
| | | | ビソプロロール<br>（メインテート） | 肝/腎 |
| III群 | Kチャネル<br>遮断薬<br>（QT延長） | 難治性<br>心室性不整脈 | アミオダロン<br>（アンカロン） | 肝 |
| | | | ソタロール<br>（ソタコール） | 腎 |
| | | | ニフェカラント<br>（シンビット） | 腎50%<br>肝50% |
| IV群 | Caチャネル<br>遮断薬 | 発作性上室性頻拍<br>AF,AFLの<br>心拍数コントロール | ベラパミル<br>（ワソラン） | 腎20%<br>肝80% |
| | | | ジルチアゼム<br>（ヘルベッサー） | 腎20%<br>肝80% |
| | | 心房性不整脈<br>心室性不整脈 | ベプリジル<br>（ベプリコール） | 腎50%<br>肝50% |
| その他 | ジギタリス | 発作性上室性頻拍<br>AF,AFLの<br>心拍数コントロール | ジゴキシン<br>（ジゴシン） | 腎 |
| | ATP | 発作性上室性頻拍 | ATP<br>（アデホス） | 腎 |

## 期外収縮 2

表 2-1 （続き）

| 投与法 静注 | 投与法 経口 | 投与法 経口投与量 | 弱心作用 | 副作用 |
|---|---|---|---|---|
|  | ○ | 600～1600mg/日<br>（分3～4） | → | 消化器症状（悪心,嘔吐,下痢）<br>過敏症状（発疹）,ジギタリス中毒 |
| ○ | ○ | 1500～2500mg/日<br>（分3～4） | ↓ | 血圧低下,ループス症候群<br>（抗コリン作用は弱い） |
| ○ | ○ | 300mg/日<br>（分2） | ↓↓ | 心不全,抗コリン作用による<br>口喝,便秘,尿閉,緑内障発作 |
|  | ○ | 300～450mg/日<br>（分3） | ↓↓ | 頭痛,口喝,尿閉<br>（抗コリン作用は弱い） |
|  | ○ | 200mg/日<br>（分2） | ↓↓ | 頭痛,口喝,尿閉<br>（抗コリン作用は弱い） |
| ○ | ○ | 40～60mg/日<br>（分2～3） | → | しびれ,肝機能障害 |
| ○ |  | 点滴静注のみ<br>100mg（1～2mg/kg）静注 | → | 中枢神経症状（めまい,不穏,痙攣） |
| ○ | ○ | 300～450mg/日<br>（分3） | → | 消化器症状（悪心,嘔吐）<br>中枢神経症状（めまい） |
| ○ | ○ | 300～450mg/日<br>（分3） | ↓↓ | 心不全,中枢神経症状（めまい）<br>消化器症状（悪心） |
| ○ | ○ | 100～200mg/日<br>（分2） | ↓↓ | 心不全,中枢神経症状（めまい）<br>消化器症状（悪心） |
|  | ○ | 150～225mg/日<br>（分3） | ↓ | 中枢神経症状,消化器症状 |
|  | ○ | 60～120mg/日<br>（分3） | ↓↓ | 気管支喘息,脱力感,心不全 |
|  | ○ | 25～100mg/日<br>（分1） | ↓↓ | 気管支喘息,脱力感,心不全 |
|  | ○ | 2.5～5mg/日<br>（分1） | ↓↓ | 気管支喘息,脱力感,心不全 |
|  | ○ | 投与開始2週間<br>400mg/日<br>維持量200mg/日 | → | 肺線維症,甲状腺機能障害<br>角膜色素沈着 |
|  | ○ | 80～320mg/日<br>（分2） | ↓ | 頭痛,消化器症状 |
| ○ |  | 点滴静注のみ<br>15mg（0.3mg/kg）静注 | → | 頭痛,消化器症状 |
| ○ | ○ | 120～240mg/日<br>（分3） | ↓↓ | 心不全,血圧低下<br>徐脈,房室ブロック |
| ○ | ○ | 100～200mg/日<br>（分1～2） | ↓↓ | 心不全,血圧低下<br>徐脈,房室ブロック |
|  | ○ | 200mg/日<br>（分2） | → | 徐脈,めまい,頭痛 |
| ○ | ○ | 0.125～0.25mg/日<br>（分1） | ↑ | 徐脈,房室ブロック<br>消化器症状（食欲不振,嘔吐） |
| ○ |  | 点滴静注のみ<br>10～20mg静注 | → | 消化器症状（悪心）,頭痛<br>房室ブロック,喘息 |

## II. 不整脈：診断と治療

表 2-2　Sicilian Gambit が提唱する抗不整脈薬の分類

| 薬　剤 | イオンチャネル ||||| 受容体 |||| ポンプ | 臨床効果 || 心電図所見 |||
|---|---|---|---|---|---|---|---|---|---|---|---|---|---|---|---|
| | Na:Fast | Na:Med | Na:Slow | Ca | K | I_f | α | β | M_2 | A_1 | Na-K ATPase | 左室機能 | 洞調律 | 心外性 | PR | QRS | JT |

| 薬剤 | Fast | Med | Slow | Ca | K | I_f | α | β | M_2 | A_1 | Na-K ATPase | 左室機能 | 洞調律 | 心外性 | PR | QRS | JT |
|---|---|---|---|---|---|---|---|---|---|---|---|---|---|---|---|---|---|
| リドカイン | ○ | | | | | | | | | | | → | → | ● | | | ↓ |
| メキシレチン | ○ | | | | | | | | | | | → | → | ● | | | ↓ |
| プロカインアミド | | Ⓐ | | | ● | | | | | | | ↓ | → | ● | ↑ | ↑ | ↑ |
| ジソピラミド | | | Ⓐ | | ● | | | | ○ | | | ↓ | → | ● | ↑↓ | ↑ | ↑ |
| キニジン | | Ⓐ | | | ● | | ○ | | ○ | | | → | ↑ | ● | ↑↓ | ↑ | ↑ |
| プロパフェノン | | Ⓐ | | | | | | ● | | | | ↓ | ↓ | ○ | ↑ | ↑ | |
| アプリンジン | | Ⓘ | | ○ | ○ | ○ | | | | | | → | → | ● | ↑ | ↑ | |
| シベンゾリン | | | Ⓐ | ○ | ● | | | | ○ | | | ↓ | ↑ | ○ | ↑ | ↑ | |
| ピルメノール | | | Ⓐ | | ● | | | | ○ | | | ↓ | ↑ | ○ | ↑ | ↑ | ↑— |
| フレカイニド | | | Ⓐ | | ○ | | | | | | | ↓ | → | ○ | ↑ | ↑ | |
| ピルジカイニド | | | Ⓐ | | | | | | | | | ↓→ | → | ○ | ↑ | ↑ | |
| ベプリジル | ○ | | | ● | ● | | | | | | | ? | ↓ | ○ | | | ↑ |
| ベラパミル | ○ | | | ● | | | ● | | | | | ↓ | ↓ | ○ | ↑ | | |
| ジルチアゼム | | | | ● | | | | | | | | ↓ | ↓ | ○ | | | |
| ソタロール | | | | | ● | | | ● | | | | ↓ | ↓ | ○ | | | ↑ |
| アミオダロン | ○ | | | ○ | ● | | ● | ● | | | | → | ↓ | ● | ↑ | ↑ | ↑ |
| ニフェカラント | | | | | ● | | | | | | | → | → | ○ | | | ↑ |
| ナドロール | | | | | | | | ● | | | | ↓ | ↓ | ○ | ↑ | | |
| プロプラノロール | ○ | | | | | | | ● | | | | ↓ | ↓ | ○ | ↑ | | |
| アトロピン | | | | | | | | | ● | | | → | ↑ | ● | ↓ | | |
| ATP | | | | | | | | | | ■ | | ? | ↓ | ○ | ↑ | | |
| ジゴキシン | | | | | | | | | ■ | | ● | ↑ | ↓ | ● | ↑ | | ↓ |

遮断作用の相対的強さ：○低，◐中等，●高
A=活性化チャネルブロッカー，I=不活性化チャネルブロッカー
■=作動薬

### C　心房性期外収縮
Premature Atrial Contraction（PAC）

　心房内のある部位で自動能が高まり，洞房結節より早期に刺激を発生したものが**心房性期外収縮（PAC）**である（図 2-2）。健常者でもよく認められ，加齢とともに増加する。日中に頻発したり，飲酒，喫煙やストレスで増加する例が多く，交感神経緊張が関与している場合が多い。基礎心疾患や呼吸器疾患を有する例では高頻度に認められる。頻発する PAC に対しては症状がない限り抗不整脈薬投与の適応はないが，心房細動・粗動へ移行しやすい点は要注意である。

# 期外収縮 2

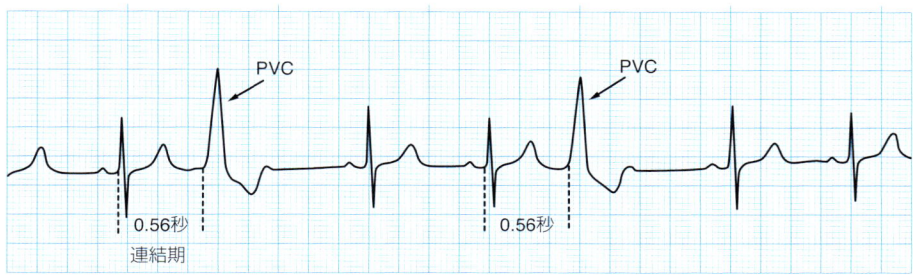

図 2-2　心房性期外収縮（PAC）

## 1. 診断のポイント

■心房性期外収縮の診断ポイント
1） 洞調律の P 波と形の異なる**異所性 P 波**
2） QRS 波は**洞調律の QRS 波と同波形**
3） PAC を挟んだ P-P 間隔は洞調律の P-P 間隔の 2 倍より短い
　 （非代償性休止期）
　　　　　　　　⇨ **心房性期外収縮（PAC）**

## 2. 心電図所見

　　　PAC は心房内のある部位が刺激を発生して心房内を伝わるので，心房の脱分極の過程を表す P 波は洞調律の P 波とは波形の異なる**異所性 P 波**（ectopic P wave）を呈する（例 2-8）。異所性 P 波は PAC の診断に最も重要で，先行する T 波の中に隠れていることが多く，先行する T 波に異所性 P 波を探し出す必要がある（例 2-9）。異所性 P 波が同一ならば心房内の一部位から発した一源性（unifocal），数種類の異所性 P 波があれば心房内の数カ所から発した多源性（multifocal）といえる（例 2-10）。なお PAC では房室結節より通常の刺激伝導系を通って心室に伝わるので，PAC の QRS 波は洞調律の QRS 波と同波形を呈する。

　　　PAC は洞房結節にも伝わり，洞房結節は PAC を感知し（リセット reset），その PAC の時点からいつもの心拍数で刺激を生成し直す。そのため，次の刺激の生成時期はずれ込み，PAC を挟んだ P-P 間隔は洞調律の P-P 間隔の 2 倍より短くなる（**非代償性休止期**）（例 2-8）。

## II. 不整脈：診断と治療

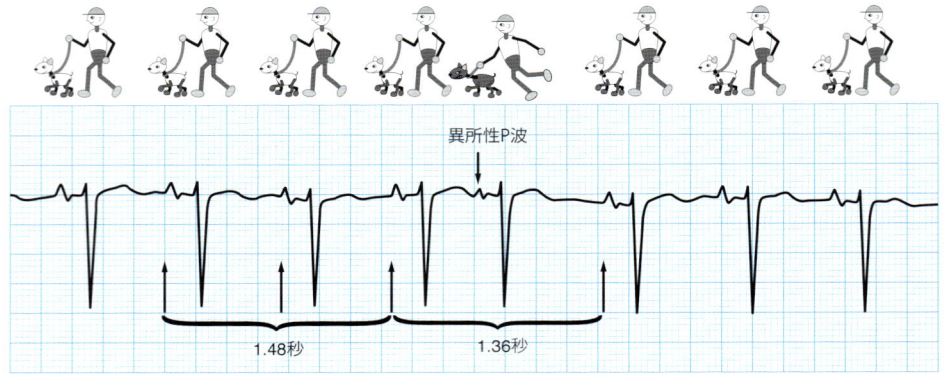

例 2-8　**心房性期外収縮（PAC）**　PAC では異所性 P 波を認めるとともに，PAC を挟んだ P-P 間隔は洞調律の P-P 間隔の 2 倍より短くなる（非代償性休止期）

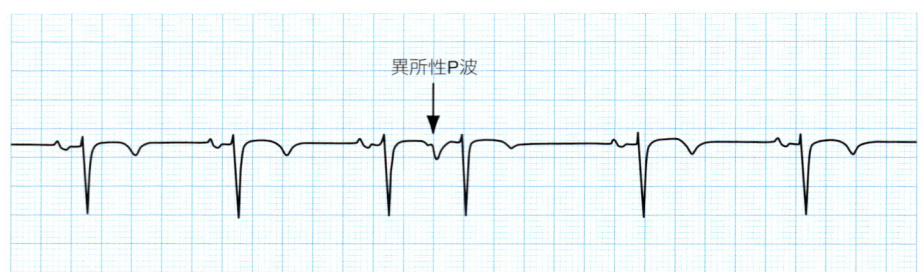

例 2-9　**心房性期外収縮（PAC）**　異所性 P 波を先行する T 波の中に認めることが多い．

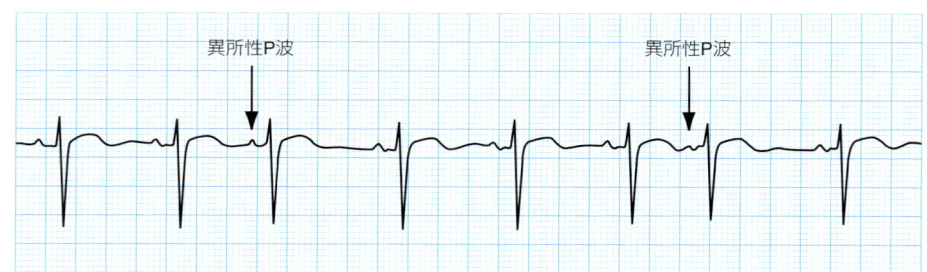

例 2-10　**多源性心房性期外収縮**　2 つの異所性 P 波の形は異なり，多源性といえる．

　　　PVC と同様，PAC でも 1 拍おきに起こるのを二段脈，2 拍おきを三段脈，二連発をペアまたはカップレット，数個以上の連発をショートランという。

◆デバイダーの使い方

洞調律ではP-P間隔とR-R間隔は一定である．洞調律のR-R間隔にデバイダーを合わせ，そのR-R間隔でQRS波を追跡していくと，洞調律のQRS波があるべき所より早期にQRS波を認めたら，それはPACかPVCである．QRS波が幅広いQRS波ならばPVCであり，P-P間隔でP波をチェックすればPVCでは幅広いQRS波を挟んだP-P間隔は洞調律のP-P間隔のちょうど2倍となる．一方，洞調律のQRS波があるべき所より早期に洞調律と同じQRS波を認めたらPACである．P-P間隔でP波をチェックし，洞調律のP波があるべき所より早期に異所性P波を認めたらPACと確診できる．

### 3. 非伝導性心房性期外収縮（Blocked PAC）

PACが先行するQRS波に近接して早期に起こると，房室結節がまだ不応期のために心室へは伝わらず，QRS波を伴わない異所性P波のみを認める（例2-11）．これを**非伝導性心房性期外収縮**（blocked PAC）という．blocked PACではQRS波を伴わないためにR-R間隔は長くなり，著明な徐脈と間違えやすい（例2-12）．異所性P波は先行するT波に隠れていることが多く，長いR-R間隔をみつけたら必ずblocked PACの可能性を考え，先行するT波に異所性P波を探す．

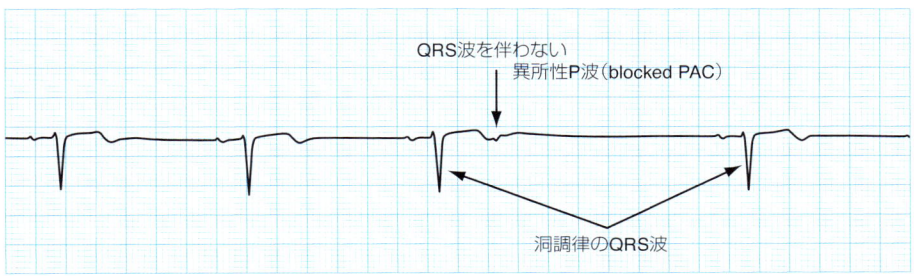

例2-11 **非伝導性心房性期外収縮**（(blocked PAC）　長いR-R間隔の直前のT波の中に異所性P波を認める．

## II. 不整脈：診断と治療

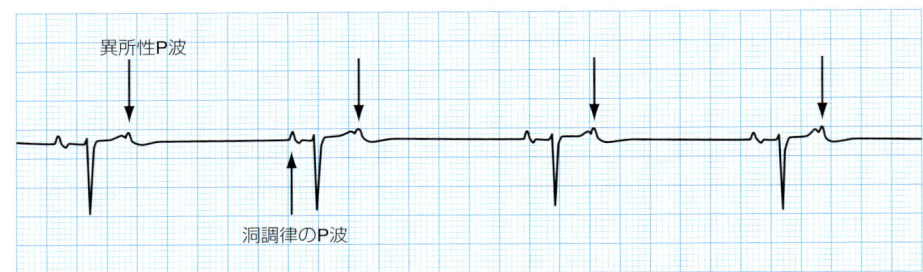

例 2-12　blocked PAC の二段脈（bigeminy）　心拍数 40/分以下の著明な洞性徐脈と間違いやすい．

### 4．鑑別診断

◆心室性期外収縮（PVC）と心房性期外収縮（PAC）の鑑別

|  | 心室性期外収縮（PVC） | 心房性期外収縮（PAC） |
| --- | --- | --- |
| 異所性 P 波 | （−） | （＋） |
| QRS 波 | **幅広い QRS 波**（wide QRS） | 洞調律と同波形の QRS 波 |
| P-P 間隔 | PVC を挟んだ P-P 間隔<br>＝洞調律の P-P 間隔の 2 倍<br>（代償性休止期） | PAC を挟んだ P-P 間隔<br>＜洞調律の P-P 間隔の 2 倍<br>（非代償性休止期） |

　PAC が頻発すると R-R 間隔は不整となり，**洞性不整脈**と間違えやすい。頻発する PAC では異所性 P 波を認めるが，洞性不整脈では P 波は同一で P-P 間隔が呼吸とともに次第に長くなっては短くなる。

　長い R-R 間隔をみた際には**非伝導性心房性期外収縮**（blocked PAC）と **2 度洞房ブロック**を考える。blocked PAC と診断するには異所性 P 波を示す必要があり，長い R-R 間隔の直前の T 波の中に異所性 P 波を探す。一方，洞房ブロックでは洞房結節から心房への伝導がブロックされて P 波，QRS 波ともにない長い休止期ができる。モービッツ 2 型 2 度洞房ブロックでは長い R-R 間隔は直前の R-R 間隔の 2 倍または整数倍となり，ウェンケバッハ型洞房ブロックでは R-R 間隔（P-P 間隔）が次第に短くなっては長い休止期に終わるパターンを呈する（8．洞房ブロックを参照）。

## 5. 治療

PACは基本的には無治療でよい。動悸などの症状が強い場合にはβ遮断薬が第一選択となる。ジギタリス薬について，PACの抑制効果や心房細動への移行の抑制効果は有意でなく，投与は推奨されていない。

### D 房室接合部性期外収縮
Premature Junctional Contraction（PJC）

房室結節付近の房室接合部（AV junction）より発生した期外収縮を**房室接合部性期外収縮（PJC）**という（図2-3）。PJCでは心房の脱分極は房室接合部から洞房結節の方向へ逆向きに進むため，異所性P波は洞調律のP波と逆向き波形になる。

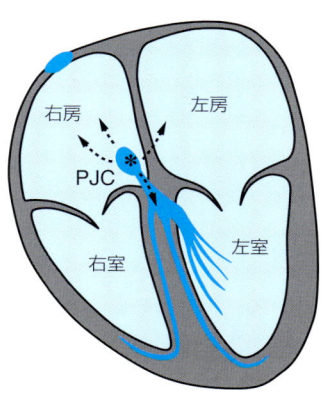

図2-3 房室接合部性期外収縮

### 1. 診断のポイント

■房室接合部性期外収縮の診断ポイント
1) 異所性P波は洞調律のP波と**逆向き波形**またはQRS波の中で見えず
2) QRS波は**洞調律のQRS波と同波形**
3) PACと同様，非代償性休止期を呈する
 （PJCを挟んだP-P間隔は洞調律のP-P間隔の2倍より短い）
  ⇨ **房室接合部性期外収縮（PJC）**

## II. 不整脈：診断と治療

### 2. 心電図所見

　PJCでは心房の脱分極は房室接合部から洞房結節の方向へ逆方向に進むため異所性P波は洞調律のP波と逆向き波形（肢誘導II, III, aVFで洞調律のP波は上向きだがPJCの異所性P波は下向き）となる（例2-13）。しかし異所性P波とQRS波の位置関係は心房への逆行性伝導と心室への順行性伝導の速度で決まり，異所性P波はQRS波の中で見えないことも多い（例2-14）。なおPJCでは通常の刺激伝導系を通って心室に伝わるので，QRS波は洞調律のQRS波と同波形を呈する。

　PJCはPACと同様に洞房結節に伝わり，洞房結節はPJCを感知してその時点からいつもの心拍数で刺激を生成し直す。そのため，次の刺激の生成時期はずれ，PJCを挟んだP-P間隔は洞調律のP-P間隔の2倍より短い非代償性休止期となる（例2-14）。

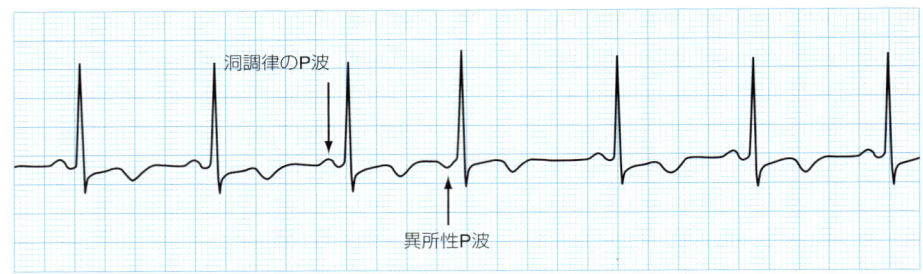

例2-13　**異所性P波**　洞調律のP波とは逆向きの波形であり，房室接合部性期外収縮（PJC）と考える．

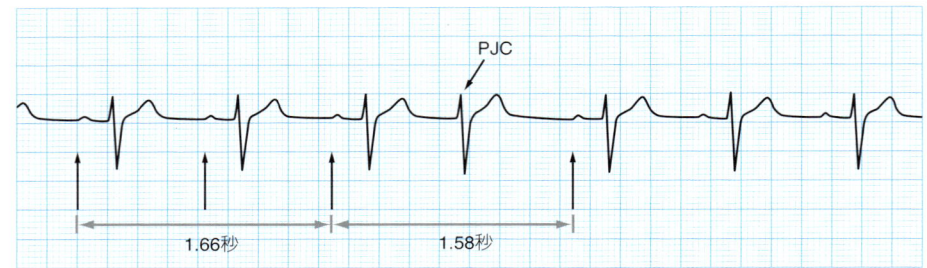

例2-14　**房室接合部性期外収縮（PJC）**　異所性P波はQRS波の中で見えず，PJCを挟んだP-P間隔は洞調律のP-P間隔の2倍より短い．

## 3. 鑑別診断

　　異所性 P 波が II, III, aVF 誘導で下向きでも必ずしも房室接合部由来とは限らず心房由来のことがあるために PAC と PJC を合わせて**上室性期外収縮**ということも多い。しかし一般的には異所性 P 波が II, III, aVF 誘導で明らかに下向き波形か QRS 波の中で見えない時には PJC とすることが多い。

## E 補充収縮
Escape Beat

　　心拍をコントロールしている洞房結節が刺激の生成を突然やめると（洞停止 sinus arrest），心停止から身を守るために房室接合部（もしくは心室）が代わって刺激を作る。この徐脈を補うための房室接合部もしくは心室における刺激の生成を**補充収縮**（escape beat）という。多くは心室より自動能の高い房室接合部がまず補充収縮を生成する。

### 1. 診断のポイント

■補充収縮の診断ポイント
1) 長い R-R 間隔（休止期）後に洞調律の P-QRS 波ではない QRS 波
2) QRS 波は洞調律と同じで，P 波が認められないか洞調律と逆向きの異所性 P 波
　　　　　　　⇨ **房室接合部性補充収縮**
3) 洞調律と異なる幅広い QRS 波
　　　　　　　⇨ **心室性補充収縮**

### 2. 心電図所見

　　洞房結節が突然刺激の生成をやめて 1.5 秒程度の休止期ができると，房室接合部が補充収縮を生成する。**房室接合部性補充収縮**（junctional escape beat）では QRS 波は洞調律と同波形だが，P 波は認めないか洞調律の P 波と逆向きの異所性 P 波を認める（例 2-15）。2 秒程度の休止期ができても房室接合部性補充収縮が出現しないと，心室が補充収縮を生成するようになる。**心室性補充収縮**（ventricular escape beat）は PVC のように幅広い QRS 波を呈する。

## II. 不整脈：診断と治療

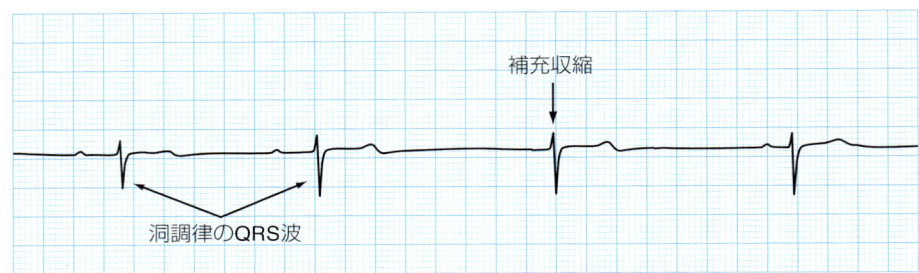

**例 2-15　房室接合部性補充収縮**　QRS 波は洞調律と同波形だが異所性 P 波は QRS 波の中で認められない.

# 3 心房性不整脈

## A 心房性不整脈とは

　　心房性不整脈は異所性P波の波形（一源性か？　多源性か？　F波か？　f波か？）と頻度（？/分）によって分類される。心房性不整脈では心室へは通常の刺激伝導系を通って伝わるため，QRS波は洞調律のQRS波と同波形である。しかし心房の刺激が200/分以上になると，伝導の遅い房室結節は心房からの刺激を心室へ伝え切れず，心室へは2：1程度にしか伝わらなくなる。

　　心房性不整脈を診断するには，異所性P波の波形と頻度，QRS波の心拍数とリズムが規則的（regular）か不規則（irregular）かをチェックする必要がある。心房性不整脈ではショックになることは少ないので時間的ゆとりがあり，12誘導心電図をとるとP波の波形（特にII，III，aVF，V1誘導）がよくわかって診断に役立つ。

　　覚えるべき心房性不整脈は下記の4種類である。
① **発作性心房頻拍（PAT）**
② **多源性心房頻拍（MAT）**
③ **心房粗動（AFL）**
④ **心房細動（AF）**

## B 発作性心房頻拍
Paroxysmal Atrial Tachycardia（PAT）

　　**発作性心房頻拍（PAT）** では心房内の1部位が刺激の旋回運動（reentry）によって150～250/分で刺激を発生し，多くは心室へ1：1に伝わる（図3-1）。2：1程度しか伝わらない時は**房室ブロックを伴った発作性心房頻拍（PAT with block）** と言い，ジギタリス中毒で見られることが多く，reentryではなく異常な自動能の亢進によるとされる。

29

## II. 不整脈：診断と治療

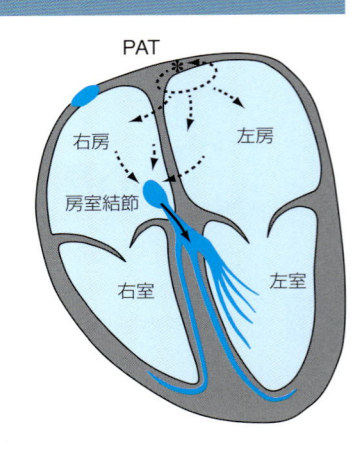

図 3-1　発作性心房頻拍

　PAT は次章で述べる**発作性上室性頻拍（PSVT：45 頁）**の 1 種に分類され，PSVT の 10％を占める。

### 1. 診断のポイント

> ■発作性心房頻拍の診断ポイント
> 1) **同一波形の異所性 P 波が規則的**（P-P 間隔が一定）かつ 150〜250/分
> 2) QRS 波は洞調律の QRS 波と同波形
> 3) 多くは心室へ 1：1 に伝わり，2：1 程度しか伝わらない時は PAT with block
> 　　　　　　　　　　⇨ **発作性心房頻拍（PAT）**

### 2. 心電図所見

　PAT では同一波形の異所性 P 波が規則的（P-P 間隔は一定）かつ 150〜250/分で認められる（例 3-1，例 3-2）。心室へは房室結節より通常の刺激伝導系を通って伝わり，QRS 波は洞調律の QRS 波と同波形を示す。多くは心室へ 1：1 に伝わるが，2：1 程度にしか伝わらない時は PAT with block という（例 3-3）。PAT with block で房室ブロックの程度が一定しない時には R-R 間隔が不整となって多源性心房頻拍（MAT）のように見えるが，異所性 P 波が同一であることから MAT とは鑑別できる。

# 心房性不整脈 3

異所性P波

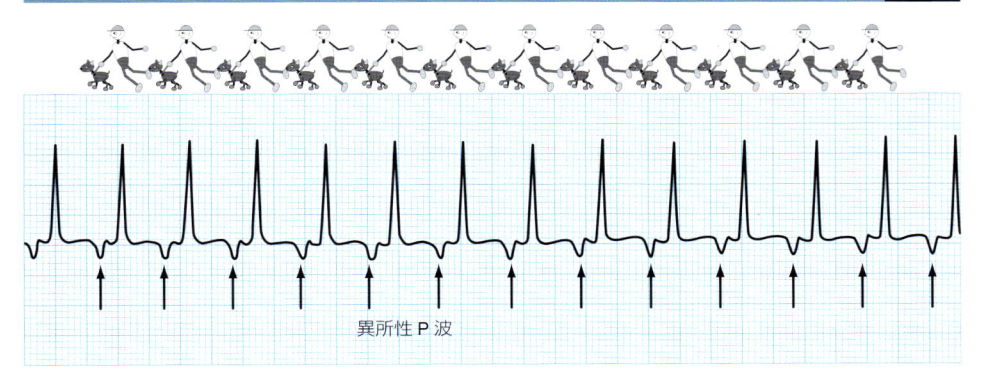

**例 3-1　発作性心房頻拍（PAT）**　同一の異所性P波が規則的に150/分の頻度で持続.

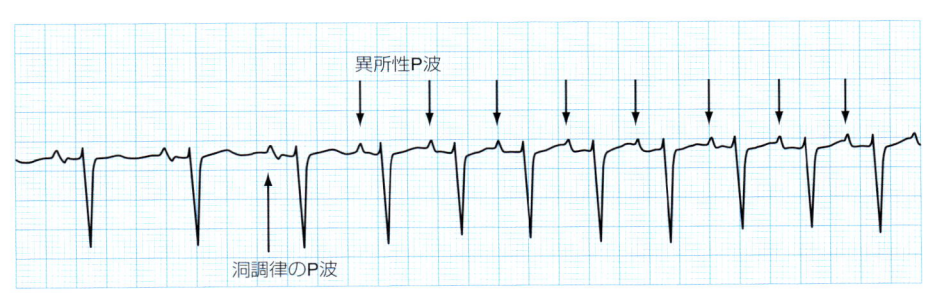

異所性P波

洞調律のP波

**例 3-2　発作性心房頻拍（PAT）**　洞調律よりPATに移行している．異所性P波は洞調律のP波とは波形が異なる．

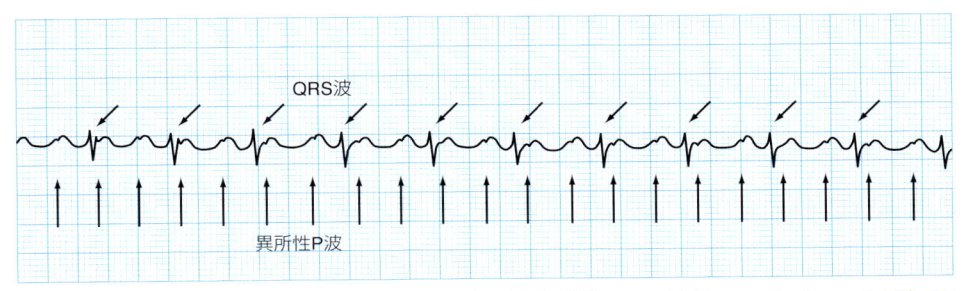

QRS波

異所性P波

**例 3-3　PAT with block**　異所性P波は210/分の頻度だが，QRS波は105/分（2：1伝導）である．

## II. 不整脈：診断と治療

### C 多源性心房頻拍
(Multifocal Atrial Tachycardia：MAT)

多源性心房頻拍(MAT)では心房内の数カ所が異常な自動能の亢進によって100～200/分で刺激を発生している(図3-2)。多くは慢性呼吸不全とそれに伴う気管支拡張薬の投与に関連して起こり，治療は呼吸状態の改善が第一となる。心房細動に移行することも多い点は要注意である。

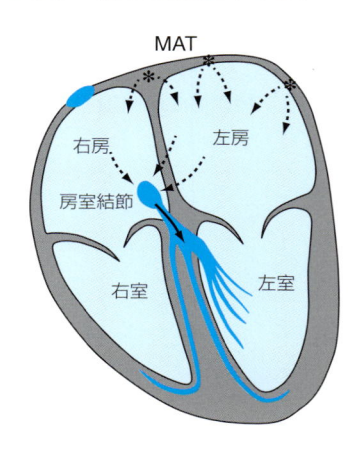

**図 3-2 多源性心房頻拍(MAT)**

### 1. 診断のポイント

■多源性心房頻拍の診断ポイント
1) **数種類の異所性P波**が不規則(P-P間隔が不整)かつ100～200/分で持続
2) QRS波は洞調律と同波形だが，リズムは不規則(**R-R間隔は不整**)
   ⇨ 多源性心房頻拍(MAT)

### 2. 心電図所見

数種類の形の異なる異所性P波を100～200/分で認め，異所性P波は波形だけでなくPR間隔も異なり，P-P間隔は不整になる(例3-4)。多くは心室へ1：1で伝わり，QRS波は洞調律のQRS波と同波形を示すが，不整なP-P間隔のためにR-R間隔も不整となる。そのため心房細動(AF)と間違えやすいが，MATと診断するには少なくとも3種類の異所性P波が存在することを示す必要がある。

## 心房性不整脈 3

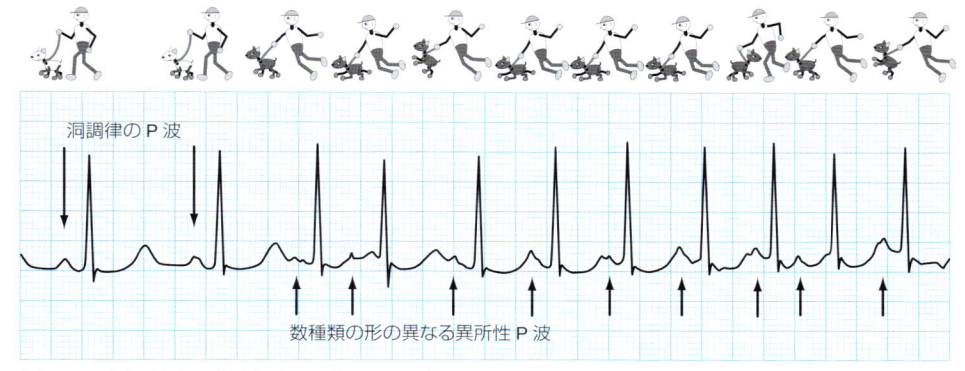

例 3-4 **多源性心房頻拍（MAT）**　数種類の異所性 P 波が不規則に認められ，R-R 間隔も不整である．

（図中ラベル：洞調律の P 波／数種類の形の異なる異所性 P 波）

◆**刺激の旋回運動（reentry）と自動能亢進**
　心房や心室の異常部位では一方向しか通れない刺激の通り道ができ，期外収縮をきっかけに刺激が旋回して頻拍が起こる（下図参照）。刺激の旋回運動（reentry）といい，心室頻拍など多くの頻脈性不整脈の機序とされる。近年普及しているカテーテルアブレーションは主に旋回運動の回路を焼き切ることで頻脈を治癒させる。
　旋回運動以外の機序で知られるのが自動能亢進であり，心臓内の1部位で自動能が高まることで頻拍が起こるもので，多源性心房頻拍などの機序とされる。

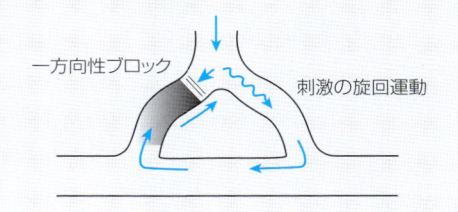

（図中ラベル：一方向性ブロック／刺激の旋回運動）

### D　心房粗動
（Atrial Flutter：AFL）

　**心房粗動（AFL）** の多くは，下大静脈と三尖弁輪間の解剖学的峡部を含む右房内の三尖弁輪部を，刺激が旋回（reentry）することによって 250〜350/分で刺激を発生している（図 3-3）。房室結節の伝導を遅くするジギタリス薬や β 遮断薬を服用していない例では心室へは 2：1 に伝導し，心拍数 150/分の規則的な頻脈となることが多い。健常者では比較的稀であり，心筋梗塞，弁膜症や心筋症などの基礎心疾患や呼吸器疾患を有する例や開心術の既往例で多く認められる。AFL でも心房細動の約 1/3 の頻度で塞栓症を併発するため，抗凝固療法の適応も心房細動に準ずる。

33

## II. 不整脈：診断と治療

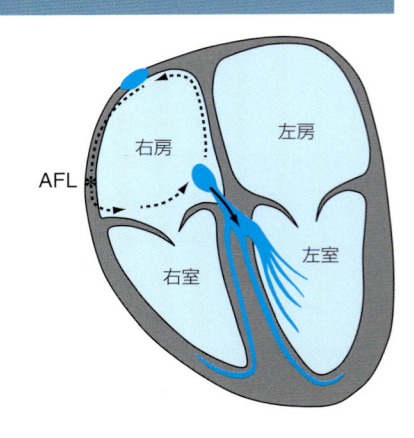

図 3-3　心房粗動（AFL）

### 1. 診断のポイント

> **■心房粗動の診断ポイント**
> 1) P波の代わりに，**約300/分の鋸歯状の粗動波（F波）**
> 2) QRS波は洞調律のQRS波と同波形
> 3) 心室へは2：1もしくは4：1に伝わるが，不規則なこともある．
> 　　　　　　　　　　　　　　⇨ **心房粗動（AFL）**

### 2. 心電図所見

　　多くのAFLでは心房が250〜350/分の速い頻度で刺激を発生し，三尖弁輪部を反時計方向に刺激が旋回するため，P波の代わりにII，III，aVF誘導で下向き（通常型）の鋸歯状の**粗動波（F波）**を認める（例3-5）。時計方向に刺激が旋回すると上向きの粗動波を呈する（非通常型）。伝導速

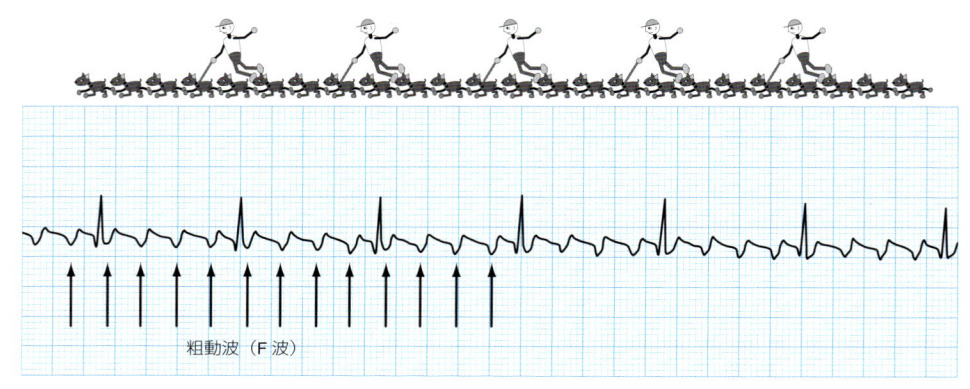

**例 3-5　4：1伝導の心房粗動（AFL）**　　270/分の鋸歯状のF波を認める．

度の遅い房室結節は心房からの刺激を心室に2：1または4：1にしか伝えられず，AFLと診断する際はF波を示すとともに心室へは？：1伝導であるかを必ずチェックする。

　房室結節の伝導を遅くするジギタリス薬やβ遮断薬を服用していない例では心室へは2：1に伝導して心拍数150/分の規則的な頻脈となることが多い。しかしQRS波1つに対し2つのF波がQRS波とT波に各々重なると，F波を同定しにくく診断が難しいことが多い（例3-6）。心拍数150/分の規則的な頻脈を見たら，必ず2：1伝導のAFLを考える。

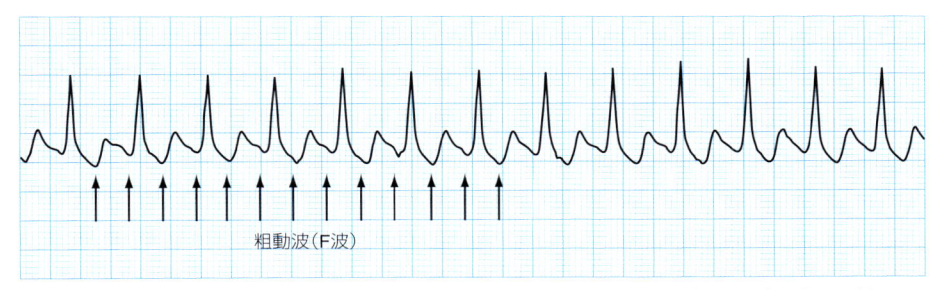

粗動波（F波）

例3-6　2：1伝導のAFL　QRS波1つに対して2つのF波がQRS波とT波に各々重なっている．

### 3. 鑑別診断

　2：1伝導の心房粗動（AFL）と鑑別を要するものに**発作性心房頻拍（PAT）**と**洞性頻脈**があり，いずれも正常QRS波が規則的（regular）すなわちR-R間隔が一定の頻脈となる。PATならば異所性P波を150〜250/分の頻度で認め，AFLならば鋸歯状の粗動波（F波）を認める。洞性頻脈ではP波は洞調律と同波形で，痛みなどに伴って心拍数が次第に増加し，よくなれば減少する。しかしPATやAFLでは心房性期外収縮（PAC）を誘因として突然出現し，急に洞調律に戻る。

### 4. 治　療

　AFLの治療はほぼ心房細動（AF）の治療に準じるので，AFの治療法の項（本章E項：次頁）を参照されたい。以下，AFLの治療における注意点をまとめる。

## II. 不整脈：診断と治療

① 抗不整脈薬を投与する際（特に薬理学的除細動時）は必ず房室伝導を遅くするジギタリス薬，β遮断薬や Ca 拮抗薬（ジルチアゼムやベラパミル）を併用する。それらを服用していないと 1：1 伝導から 300/分近い頻脈からショックになりうる。

② 2：1 伝導から 4：1 伝導に心拍数をコントロールするには房室伝導を遅くするジギタリス薬や β遮断薬などをかなり多い量を必要とすることが多い。しかしカテーテルアブレーションの成功率は 90％以上で合併症もほとんどないため，第一選択の治療法となっている。

③ AF に比して塞栓症の危険性は低いが，洞調律に比べると塞栓症の危険性は高く，抗凝固療法の適応は AF に準じる。

### E 心房細動
Atrial Fibrillation（AF）

**心房細動（AF）** では心房内のいたる所で 350〜600/分で刺激を発生している（図 3-4）。心房内の局所自動能亢進と複数の旋回運動（random reentry）が成因とされ，AF 発生の誘因となる PAC の 90％は肺静脈内から起こる。心房の刺激があまりに速いため心室へは不規則にしか伝わらず，QRS 波のリズムは不規則（irregular）となる。心房粗動（AFL）より多く，年齢とともに増加し，80 歳代では 3〜4％の有病率となる。AF の 10〜20％は基礎心疾患や高血圧のない 60 歳以下の例で**孤立性心房細動（lone AF）** と呼ばれる。しかし弁膜症，高血圧，心筋梗塞や心筋症などの基礎心疾患例や甲状腺機能亢進症では高頻度である。

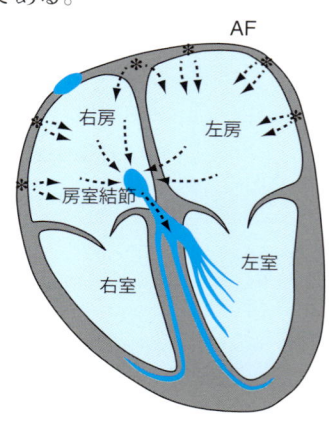

図 3-4 心房細動（AF）

# 心房性不整脈 3

　最初は発作的に起こって**発作性心房細動**（paroxysmal AF：PAF）と呼ぶが，時間経過と左房拡大の進行とともに持続しやすくなる。発症後7日を超えてAFが持続するものを**持続性心房細動**（persistent AF），電気的・薬理学的に除細動不能のものを**永続性心房細動**（permanent AF）という。発作性AFは年5％の率で慢性化し，5年で25％が永続性AFに移行する。なお日本ではAFL，AFの代わりに，心房粗動をAF，心房細動をAfと略すことも多い。

　AFで臨床上一番問題になるのが左房内血栓であり，塞栓症の原因となる。心房収縮を欠くために心房内で血流が停滞し，左房内血栓（特に左心耳）が形成されやすい。塞栓症でも脳塞栓の頻度が高く，全身塞栓症の原因にもなる。さらにAFでは心房収縮が消失するため左室への流入血流量が減少し，心拍出量（10～20％）が減少する。頻脈性AFではさらに心拍出量が減少し，心不全をきたしうる（特に基礎心疾患例や高齢者）。頻脈が持続すると心筋障害を来すこともあり，頻脈誘発性心筋症（tachycardia-induced cardiomyopathy）と呼ばれる。

## 1. 診断のポイント

■**心房細動の診断ポイント**
1) P波の代わりに，基線が不規則に揺れるような**細動波（f波）**
2) QRS波は洞調律のQRS波と同波形
3) **QRS波のリズムはまったく不規則**（R-R間隔が不整）。
　　　　　　　⇨ **心房細動（AF）**

## 2. 心電図所見

　心房内で350～600/分で刺激を発生するため，P波は形を示さず基線が不規則に揺れるような**細動波（f波）**となり（例3-7），f波は胸部V1誘導で認識しやすい。

　伝導速度の遅い房室結節は心房からの刺激を心室へ不規則にしか伝えられず，QRS波のリズムは不規則（irregular）となる。QRS波のリズムが全く不規則（R-R間隔が不整）であることが診断のポイントとなるが，ジギタリス薬やβ遮断薬など房室伝導を抑制する薬を服用していない例では100/分以上にQRS波の頻度が速くなり（rapid ventricular response），規則的な頻脈に見えやすい（例3-8）。

## II. 不整脈：診断と治療

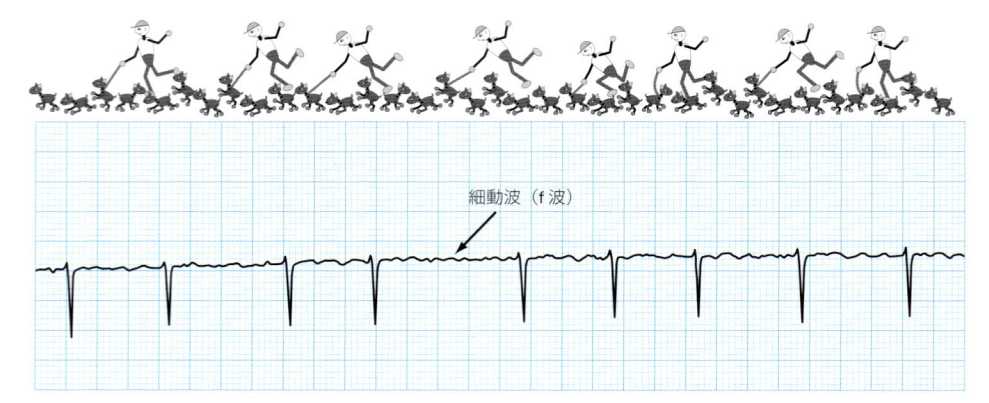

**例 3-7　心房細動（AF）**　P 波の代わりに基線が揺れているような細動波（f 波）を認め，QRS 波のリズムはまったく不規則（R-R 間隔が不整）である．

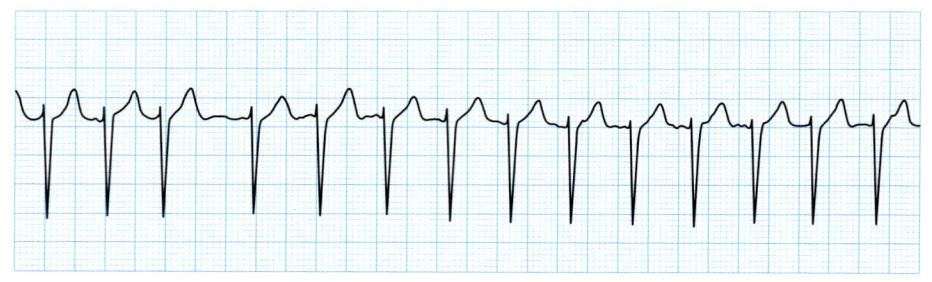

**例 3-8　心房細動（rapid ventricular response）**　心拍数 140/分の頻脈では規則的（R-R 間隔が一定）な頻脈のように見えやすい．

### 3. 鑑別診断

　QRS 波のリズムが不規則すなわち R-R 間隔が不整の頻脈をみた時は，**心房細動（AF）**と**多源性心房頻拍（MAT）**を考える。AF ならば明らかな P 波を認めず細動波（f 波）を認め，MAT ならば数種類の異所性 P 波を 100〜200/分の頻度で認める。房室ブロックを伴った発作性心房頻拍（PAT with block）や心房粗動（AFL）も房室ブロックの程度が一定しない時は R-R 間隔が不整となるが，PAT with block では同一の異所性 P 波を，AFL では鋸歯状の粗動波（F 波）を認めることで鑑別しうる。しかしながら QRS 波のリズムが不規則な頻脈をみたら，まずは AF を疑う。

　AF においてジギタリス薬など房室伝導を抑制する薬を服用していなければ QRS 波の頻度は 120〜180/分と多くなり，規則的（R-R 間隔一定）な頻脈に見えやすい。しかし少し長めに記録すれば AF では必ず R-R 間

隔の不整な部分を認め，さらに ATP（アデホス）やベラパミル（ワソラン）など房室伝導を抑制する薬の静注で心拍数を低くすれば f 波が明瞭となる。

◆心房細動（AF），多源性心房頻拍（MAT）および PAT with block の鑑別

|  | AF | MAT | PAT with block |
| --- | --- | --- | --- |
| P 波の波形 | 細動波（f 波） | 数種類の<br>異所性 P 波 | 同一の<br>異所性 P 波 |
| P 波の頻度 | 計測不能<br>（350〜600/分） | 100〜200/分 | 150〜250/分 |
| 心室への伝導 | 不規則に伝導 | 1：1 伝導 | 2：1 伝導もしくは<br>不規則 |

## 4. 治 療

### a) 発作時の治療法

ジギタリス薬や β 遮断薬などを服用していない例に AF が起こると 120/分以上の頻脈になる。急性心筋梗塞や左室収縮能低下例では血圧低下や心不全悪化を来すため，すぐに電気的除細動（100J）を行う。血行動態が安定している場合はジゴキシン（ジゴシン）やベラパミル（ワソラン）静注，ジルチアゼム（ヘルベッサー）持続点滴など房室伝導を抑

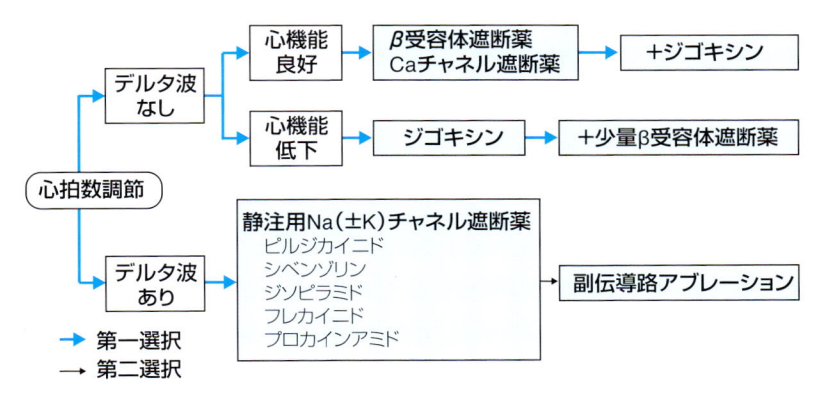

**図 3-5　心房細動の心拍数コントロール**
Na（±K）チャネル遮断薬＝Na チャネル遮断を主作用とする I 群抗不整脈薬（K チャネル遮断を伴うものと伴わないものがある）．
（日本循環器学会：不整脈薬物治療に関するガイドライン 2009 年改訂版より改変）

制する薬で心拍数を100/分以下にする。左室収縮能中等度以上低下例（駆出率＜40％）ではジゴキシンを用いるが，ジギタリスは副交感神経活性化によるために日中の徐拍作用は弱い。左室収縮能正常〜軽度低下例ではジルチアゼム持続点滴が使いやすい。静注薬で心拍数がコントロールされたら内服に変更するが，左室収縮能正常例では$\beta$遮断薬ビソプロロール（メインテート）が有効で2.5〜5mg/日投与する。左室収縮能低下例ではジゴキシン（0.125〜0.25mg/日）に少量の$\beta$遮断薬を併用する。

### ■心拍数のコントロール

**ジゴキシン（ジゴシン）（1A＝0.25mg/1mL）**
　ジゴシン2A（0.50mg）をまず静注
　以後2時間毎に心拍数＜100/分になるまで
　0.25mgずつ静注（計3回まで）

**ジルチアゼム（ヘルベッサー）（1A＝50mg）**
　ヘルベッサー3A＋生食50mL（総量50mL）としシリンジポンプで
　2mL/時（体重50kgでは2$\mu$g/kg/分）で持続静注開始
　心拍数と血圧によって1mL/hrずつ適時増減する

**ベラパミル（ワソラン）（1A＝5mg/2mL）**
　ワソラン1A＋生食18mL（全量20mL）とし2分間かけて静注

　心拍数がコントロールされたら除細動するか検討する。心拍数コントロールのみ（rate control）か洞調律維持（rhythm control）かは予後や塞栓症予防の点では両者に差はないが，日本人対象のJ-Rhythm試験でrhythm controlがQOLには良いとの結果であった。しかし1年以上AF持続例や左房径5cm以上，2回以上電気的除細動施行例は除細動しても再発率が高く，除細動の適応はない。除細動適応例において，AFになって48時間未満ではヘパリン5000単位静注後除細動を行う。48時間以上持続した例では塞栓症のリスクが高く，経食道エコーで左房内血栓を否定するか最低3週間の抗凝固療法後に除細動し，除細動後も4週間以上抗凝固療法を継続する。除細動には電気的除細動と抗不整脈薬による薬理学的除細動があり，左室収縮能中等度以上低下（駆出率＜40％）や基礎心疾患例では電気的除細動が奨められ，左室収縮能正常〜軽度低下例ではプロカインアミド（アミサリン），シベンゾリン（シベノール）やピルジカ

イニド（サンリズム）による薬理学的除細動を試み，無効の場合に電気的除細動を行う。

### ■薬理学的除細動

**プロカインアミド（アミサリン）（1A＝200mg/2mL）**
アミサリン 1A＋生食 18mL（全量 20mL）とし，2 分間かけて静注
以後停止するまで 5 分毎に同量を総量 800mg まで投与する

**ピルジカイニド（サンリズム）（1A＝50mg/5mL）**
サンリズム 1A（体重 1kg 当り 1mg）＋生食 45mL（全量 50mL）とし，10 分間で静注

**シベンゾリン（シベノール）（1A＝70mg/5mL）**
シベノール 1A（体重 1kg 当り 1.4mg）＋生食 15mL（全量 20mL）とし，5 分間で静注

### b）再発予防

　AF 初回発作例では半数が数年間は再発せず，抗不整脈薬による予防的投与は通常行わない。2 回目以降の発作で若年者や交感神経緊張型（運動誘発性または日中に発作が起こる）では，まず β 遮断薬を投与する。それ以外は基礎心疾患の有無と左室収縮能を評価して抗不整脈薬を選択する。基礎心疾患のない孤立性 AF ではシベンゾリン（シベノール）やピルジカイニド（サンリズム）を用いることが多い。弱心作用は強いが，夜間や安静，飲酒後に発作が起こる迷走神経緊張型では抗コリン作用の強いジソピラミド（リスモダン R）が有効である。持続性 AF ではベプリジル（ベプリコール）が有効だが，QT 延長や催不整脈作用に注意して 100mg/日で開始する。しかしながら持続性 AF では抗不整脈薬による 1 年後の洞調律維持率は 50％程度である。

　基礎心疾患例や左室収縮能低下例ではアプリンジン（アスペノン）を試すが無効のことが多く，アミオダロン（アンカロン）を考慮する。洞調律維持は難しいことが多く，抗不整脈薬の催不整脈作用にも十分注意が必要である。抗不整脈薬を投与する前に冠動脈疾患例では PCI 等による虚血の改善，心不全例では ACE 阻害薬および β 遮断薬の投与と心不全のコントロールをきちんと行う必要がある（upstream治療）。

　近年 AF に対するカテーテルアブレーションの治療成績は向上し，再

## II. 不整脈：診断と治療

発抑制率は1回の治療で50〜80％，2回では80〜90％となる．しかし心タンポナーデを含めた重篤な合併症の危険性が3〜5％あり，自覚症状の強い左房径45mm以下で75歳以下の例ではカテーテルアブレーションの適応となる．

> ■抗不整脈薬の投与法と投与量
>
> **シベンゾリン（シベノール）** 300〜450mg/日　1日3回に分けて服用
> **ピルジカイニド（サンリズム）** 150〜225mg/日　1日3回に分けて服用
> **プロパフェノン（プロノン）** 300〜450mg/日　1日3回に分けて服用
> **ジゾピラミド（リスモダンR）** 300mg/日　朝，夕2回に分けて服用
> **ベプリジル（ベプリコール）** 100〜200mg/日　朝，夕2回に分けて服用
> **注意点**：上記の5剤は高齢者や腎機能低下例では最低量もしくはその2/3で開始する．
>
> **アプリンジン（アスペノン）** 40〜60mg/日　朝，夕2回に分けて服用
> **注意点**：肝代謝されるので腎機能低下例でも投与可能だが効果に乏しい．
>
> **アミオダロン（アンカロン）** 投与開始2週間は400mg/日
> 　その後の維持量は100〜200mg/日　朝1回服用
> **注意点**：副作用として間質性肺炎，甲状腺機能異常に注意．

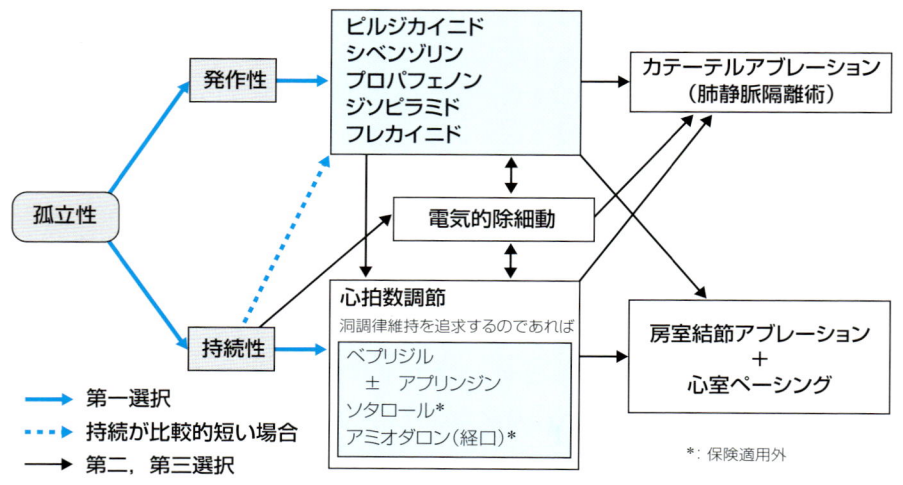

**図3-6　孤立性心房細動に対する治療戦略**
（日本循環器学会：不整脈薬物治療に関するガイドライン2009年改訂版より改変）

心房性不整脈 3

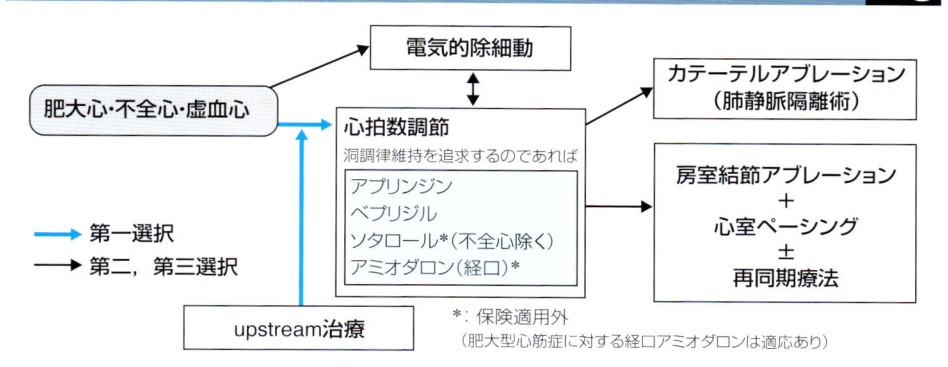

図 3-7 器質的心疾患を伴う心房細動に対する治療戦略
(日本循環器学会：不整脈薬物治療に関するガイドライン 2009 年改訂版より改変)

### c) 抗凝固療法

年齢を含めた危険因子の有無（CHADS$_2$ スコア）で抗凝固療法を行うかどうかを決定する（図 3-8）。スコア 2 点以上ではワルファリンの適応となる。入院患者でヘパリン持続静注からワルファリン内服に変更する際は，ワルファリン開始後少なくとも 3 日間はヘパリンを併用する。多くはワルファリン 2〜3mg/日を 3 日間投与後にプロトロンビン時間（PT）を測定し，その後は数日ごとに PT を測定して投与量を調節する。70 歳未満では PT-INR 値 2.0〜3.0，70 歳以上では 1.6〜2.6 を目標にする。ワルファリン服用中は納豆，青汁やクロレラの摂取を禁止する。解熱鎮痛薬や抗菌薬服用中はコントロールが不安定になる。外来では年齢と体格を考慮しつつ 1〜3mg/日で開始する。なお，日本人ではアスピリンに塞栓症の予防効果がないことが示され，塞栓症予防にアスピリン投与は行わない。

2011 年に新規経口抗凝固薬として直接トロンビン阻害薬ダビガトラン（プラザキサ）が使用可能となった。ワルファリンよりも出血性合併症が少なく，CHADS$_2$ スコア 1 点の AF 例ではダビガトランが推奨されている。しかし，ダビガトランは胃部不快感を訴えることが多く，高度腎障害（CCr＜30mL/分）には禁忌である。その後，直接 Xa 阻害薬のリバーロキサバン（イグザレルト）とアピキサバン（エリキュース）が市販された。ダビガトランは 80％が腎排泄であるのに対し，アピキサバンの腎排泄は 27％で CCr 15〜30mL/分の腎障害例にも使用できる。

43

## II. 不整脈：診断と治療

### ■新規経口抗凝固薬の投与法と投与量

**ダビガトラン（プラザキサ）300mg/日**　1日2回に分けて服用
　中等度腎障害（CCr 30〜50mL/分），70歳以上　→220mg/日
　腎不全と高度腎障害（CCr＜30mL/分）→投与禁忌

**リバーロキサバン（イグザレルト）15mg/日**　1日1回服用
　高度〜中等度腎障害（CCr 15〜50mL/分）→10mg/日
　腎不全（CCr＜15mL/分）→投与禁忌

**アピキサバン（エリキュース）10mg/日**　1日2回に分けて服用
　80歳以上，体重60kg以下，
　　血清Cr 1.5mg/dL以上の2つ以上該当　→5mg/日
　腎不全（CCr＜15mL/分）→投与禁忌

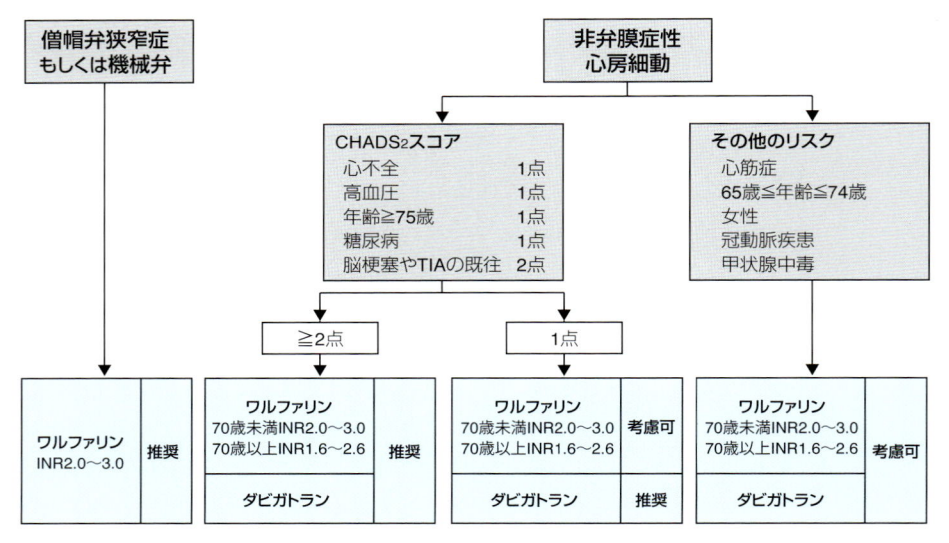

**図 3-8　心房細動における抗血栓療法**
（日本循環器学会：心房細動における抗血栓療法に関する緊急ステートメント 2011 年より）

# 4 房室接合部性不整脈

## A 房室接合部性不整脈とは

　房室接合部性不整脈とは房室結節（AV node）を含む房室接合部（AV junction）で発生する不整脈をいう。房室接合部で発生した刺激は心房へは洞房結節の方向へ逆行性に伝わるため，異所性P波は洞調律のP波と逆向き波形（II，III，aVF誘導で洞調律のP波は上向きだが，房室接合部性不整脈では下向き）になる。しかし異所性P波はQRS波の中に隠れて見えないことも多く，異所性P波とQRS波の位置関係は心房への逆行性伝導と心室への順行性伝導の速度で決まる。心室へはヒス束より通常の刺激伝導系を通るため，QRS波は洞調律のQRS波と同波形となる。

## B 房室接合部頻拍
Junctional Tachycardia

　房室接合部由来の頻脈を**房室接合部頻拍**というが，**発作性上室性頻拍**（paroxysmal supraventricular tachycardia：PSVT）と呼ぶことも多い。房室接合部頻拍では房室結節内に2つの経路（fast pathwayとslow pathway）が潜在的に存在するために房室結節内で刺激の旋回運動（reentry）が生じ，150〜250/分で刺激を発生している（図4-1）。多くは基礎心疾患のない例に認められ，不眠，過労，ストレスや飲酒が誘因となる。

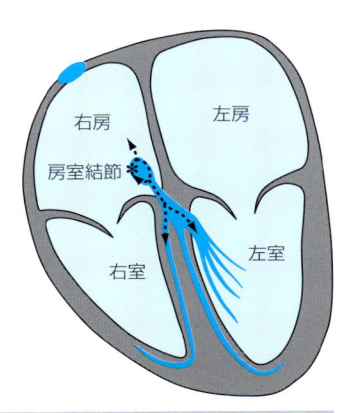

図4-1　房室接合部頻拍

## II. 不整脈：診断と治療

### 1. 診断のポイント

> **■房室接合部頻拍の診断ポイント**
> 1) 異所性 P 波は洞調律の P 波と**逆向き波形**（II, III, aVF で**下向き**）
> 2) 異所性 P 波は **QRS 波の中**（もしくは直後）で見えないことが多い
> 3) 規則的（R-R 間隔が一定）な 150〜250/分の頻脈
> 4) QRS 波は洞調律の QRS 波と同波形
> ⇨ **房室接合部頻拍**

### 2. 心電図所見

房室接合部頻拍では異所性 P 波は洞調律の P 波と逆向き波形（II, III, aVF 誘導で下向き）を示すが，QRS 波の中（もしくは直後）で見にくいことが多い（例 4-1）。そのため洞調律と同波形の QRS 波のみが規則正しく（R-R 間隔が一定），150〜250/分の頻度で認めることが多い。

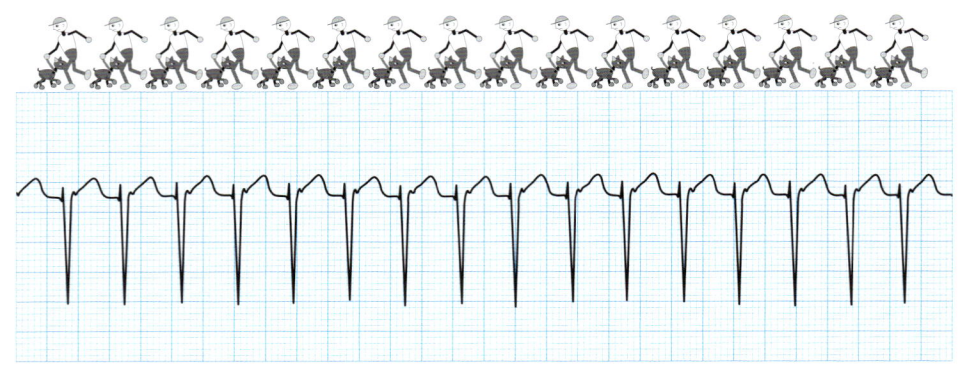

**例 4-1　房室接合部頻拍**　心拍数 160/分の規則的な頻脈で，明らかな異所性 P 波は認めない．イラストでは，性格の悪い犬は飼い主の足下に隠れていて外からは見にくい．

### 3. 発作性上室性頻拍（PSVT）の分類

PSVT の 70％が房室結節内 reentry による房室接合部頻拍で，前章で述べた発作性心房頻拍（PAT）（29 頁）は PSVT の 10％を占める。残りの 20％は潜在性副伝導路を介する reentry による頻拍で，房室結節→心室→副伝導路→心房→房室結節といった心房と心室を含めた大きな刺激の旋回運動による（図 4-2）。潜在性副伝導路は心室から心房へは刺激を伝

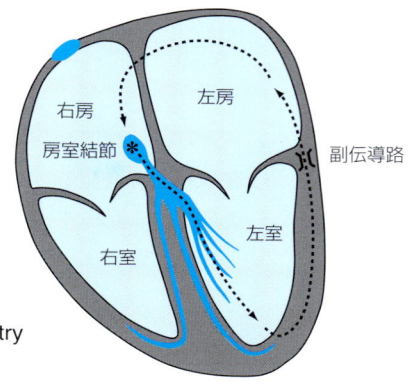

**図 4-2　潜在性副伝導路を介する reentry による PSVT**

えるが，心房から心室へは伝えられない点が通常の WPW 症候群とは異なる。PSVT の 70％を房室接合部頻拍が占めるため，房室接合部頻拍と PSVT を同義語に使うことも多い。

　房室結節内 reentry による房室接合部頻拍では異所性 P 波は洞調律の P 波と逆向き波形（II，III，aVF 誘導で下向き）を示すが，QRS 波の中で見にくいことが多い。PAT では QRS 波の前に洞調律の P 波と形の異なる異所性 P 波を認める。潜在性副伝導路を介する頻拍では QRS 波の後に I 誘導で下向きの異所性 P 波を認めることが多い。いずれにせよ心拍数が速いと異所性 P 波の形を判定するのが難しく，これらをまとめて PSVT というわけである。

### 4．鑑別診断

　正常 QRS 波の規則的（R-R 間隔が一定）な頻脈を見たら，**2：1 伝導の心房粗動（AFL），発作性上室性頻拍（PSVT）**と**洞性頻脈**を考える。

　洞性頻脈では洞調律と同波形の P 波を認め，痛みなどの原因に伴って心拍数が次第に増加し，よくなれば減少する。一方，AFL や PSVT は心房性期外収縮（PAC）を誘因に突然出現し，急に洞調律に戻る。AFL と診断するには QRS 波や T 波に鋸歯状の粗動波（F 波）が隠れていないかチェックし，QRS 波 1 つに対し 2 つの F 波を認めたら 2：1 伝導の AFL である。PSVT のうち発作性心房頻拍（PAT）では QRS 波の前に洞調律の P 波と形の異なる異所性 P 波を認める。房室接合部頻拍では QRS 波の中（もしくは直後）に洞調律の P 波と逆向き波形の異所性 P 波，潜在性副伝導路による PSVT では QRS 波の後に I 誘導で下向きの異所性 P 波を認

## II. 不整脈：診断と治療

めるが，速い心拍数のため見にくいことが多い。QRS波の心拍数は2：1伝導のAFLでは150/分前後，PSVTでは150〜250/分，洞性頻脈では100〜150/分である。

速い心拍数のために鑑別困難なことも多く，その際はValsalva手技などの迷走神経刺激手技を行なうか，ATP（アデホス）やベラパミル（ワソラン）を静注して房室結節の伝導を遅くすれば，房室接合部頻拍や潜在性副伝導路によるPSVTでは洞調律に戻る。一方，AFLでは4：1伝導になってF波がはっきり認識でき，洞性頻脈では次第に心拍数が遅くなる。

◆正常QRS波の規則的な頻脈の鑑別

|  | 2：1伝導のAFL | PSVT（房室接合部頻拍） | PSVT（心房頻拍） | 洞性頻脈 |
|---|---|---|---|---|
| P波の波形 | 粗動波（F波） | 洞調律のP波と逆向き波形 | 異所性P波 | 洞調律と同波形 |
| P波の位置 | 1つのQRS波に2つのF波 | QRS波の中または直後 | QRS波の前 | QRS波の前 |
| P波の頻度 | 250〜350/分 | 150〜250/分 | 150〜250/分 | 100〜150/分 |
| QRS波の頻度 | 約150/分 | 150〜250/分 | 150〜250/分 | 100〜150/分 |
| 迷走神経刺激手技またはATP静注 | 2：1→4：1伝導 | 洞調律に戻る | 洞調律に戻らず | 心拍数が遅くなる |

### 5. 治　療

#### a）発作時の治療法

PSVTではショックは稀であるが，ショック状態ならばすぐに電気ショックを行う。血圧が保たれている場合には迷走神経刺激手技を試み，Valsalva手技と頸動脈洞マッサージがある。Valsalva手技は深く息を吸った上で息こらえして力ませる方法で50％の成功率があり，患者自身に覚えさせることができる。同時に冷水を飲んだり，冷水に顔をつけると効果的である。頸動脈洞マッサージは医師による手技で，頸動脈雑音がないことを確認した後に臥位で頭部を左向きにして右手の指3本で下顎骨近くの右頸動脈を頸椎へ向けて後下方に数秒間圧迫する。脳塞栓の危

険が0％でなく，必ずしも試すべき方法ではない。迷走神経刺激手技が無効の場合にはATP（アデホス）またはベラパミル（ワソラン）静注を行う。房室結節内reentryと潜在性副伝導路によるPSVTでは90％以上の例で頻拍は停止する。ATPはベラパミルより最初に用いられ，半減期が10秒と短く，数秒間で急速静注するが，喘息例に禁忌であり，胸部不快感や嘔気を自覚することも多い。

---

### ■ATP投与法

**ATP（アデホス）（1A＝40mg/2mL）**
原液1/4A（10mg）を急速静注，無効時は1/2A（20mg）急速静注

### ■ベラパミル投与法

**ベラパミル（ワソラン）（1A＝5mg/2mL）**
ワソラン1A＋生食18mL（全量20mL）とし2分間かけて静注
**注意点**：静注時には血圧低下に注意する．

---

### b）頻拍の再発予防

　現在カテーテルアブレーションによって＞90％の例では根治できるので，まずはアブレーションを勧める。アブレーションを希望しない例では抗不整脈薬による治療を行うが，房室接合部伝導を抑制するβ遮断薬やCa拮抗薬が第一選択となる。


## C　房室接合部性補充調律
Junctional Escape Rhythm

　洞房結節が刺激の生成を突然やめると，心停止から身を守るために房室接合部（または心室）が代わって刺激を作り出す。この徐脈を補うための房室接合部または心室における刺激の生成を補充収縮（escape beat），数拍以上持続する時に**補充調律**（escape rhythm）という。多くは心室より自動能の高い房室接合部が40〜60/分の規則的なリズムで洞房結節に代わって刺激を作り出し，**房室接合部性補充調律**（junctional escape rhythm）という（図4-3）。

## II. 不整脈：診断と治療

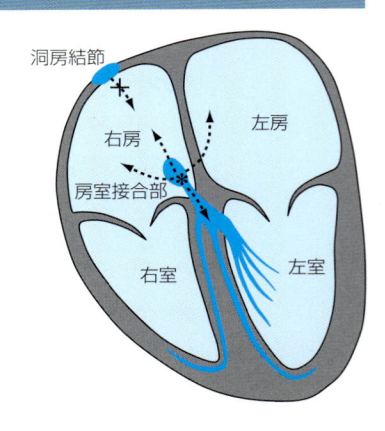

図 4-3　房室接合部性補充調律

### 1. 診断のポイント

■房室接合部性補充調律の診断ポイント
1) 異所性 P 波は洞調律の P 波と**逆向き波形**または **QRS 波の中で見えない**．
2) **40～60/分の規則的なリズム**（R-R 間隔は一定）
3) QRS 波は洞調律の QRS 波と同波形
　　　　　　　　⇨ **房室接合部性補充調律**

### 2. 心電図所見

　房室接合部性補充調律では異所性 P 波は洞調律の P 波と逆向き波形（II，III，aVF 誘導で下向き）を示すが，QRS 波の中で見えないことが多い（例 4-2）。洞調律と同波形の QRS 波のみが規則的なリズム（R-R 間隔が一定）で 40～60/分の頻度で認める時に房室接合部性補充調律と考える。

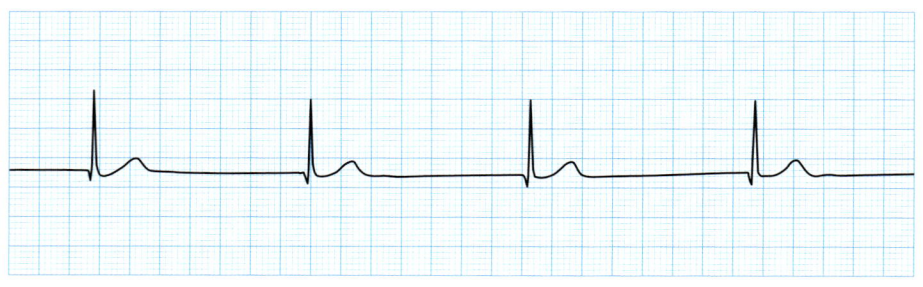

例 4-2　**房室接合部性補充調律**　明らかな P 波を認めず QRS 波のみを規則的に 40/分で認める．

# 5 心室性不整脈

## A 心室性不整脈とは

　　心室性不整脈では心室で発生した刺激が通常の刺激伝導系を通らずに心室を脱分極するため，心室の脱分極の過程を表わすQRS波は洞調律とは異なる0.12秒（3mm）以上の幅広いQRS波（wide QRS）を示す（実際は0.14秒以上のことが多い）。上室性不整脈とは異なり，心室頻拍では容易に血圧は低下し，心室粗動・細動では脈も触れず緊急処置を要する。頻脈発作が心室性か上室性か判断に迷う場合にはまずは危険な心室性不整脈と考えて対処する。

## B 心室頻拍
Ventricular Tachycardia（VT）

　　心室内の1部位が刺激を発生して幅広いQRS波が100～250/分の頻度で認める時，**心室頻拍（VT）**という。15秒以上持続するのを**持続性心室頻拍**（sustained VT），15秒未満を**非持続性心室頻拍**（nonsustained VT）とする。VTが持続すると多少とも血圧は低下し，心拍数200/分以上のVTや心機能低下例では血圧は著明に低下するため緊急処置を要する。

　　VTの多くは心筋梗塞や心筋症などの基礎心疾患例で認められ，心室内の1部位が刺激の旋回運動（reentry）によって100～250/分の頻度で刺激を発生している（図5-1）。異常のある左室より発生するため，右脚ブロック型QRS波形（V1誘導でM型）を示すことが多い。

　　基礎心疾患のない例のVTは**特発性心室頻拍**（idiopathic VT）と呼ばれる。特発性VTの多くは運動やストレスで誘発されるカテコラミン依存性の特徴があり，triggered activityと呼ばれる異常な自動能によるものとされ，右室流出路起源のために左脚ブロック（V6誘導でM型）＋右軸偏位型QRS波形を示す。左室後枝起源の特発性VTもあり，Ca電流依存性組織におけるreentryを機序とするためにCa遮断薬が有効であり，右脚ブロック＋左軸偏位型波形を示す特徴がある。

## II. 不整脈：診断と治療

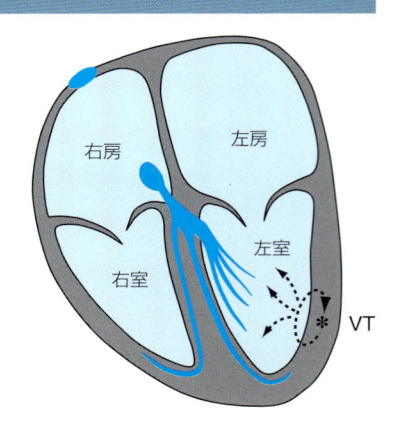

図 5-1　心室頻拍（VT）

### 1. 診断のポイント

■心室頻拍の診断ポイント
1) 洞調律の QRS 波とは異なる**幅広い QRS 波**［≧0.12 秒（3mm）］
2) 幅広い QRS 波が**規則的（R-R 間隔が一定）**かつ 100〜250/分で持続
3) **房室解離**と融合収縮が特徴的
　　　　　　　　　　⇨ **心室頻拍（VT）**

### 2. 心電図所見

　　洞調律とは異なる 0.12 秒（3mm）以上の幅広い QRS 波（多くは 0.14 秒以上）が規則的（R-R 間隔が一定）かつ 100〜250/分で 3 拍以上持続する時に VT という（例 5-1）。ただし VT と確診するには，房室解離または融合収縮の所見を示す必要がある。

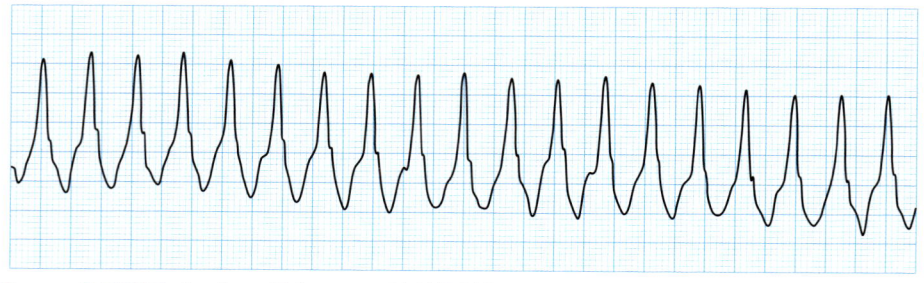

**例 5-1　心室頻拍（VT）**　　幅広い QRS 波が規則的かつ 200/分の頻度で認められる．

# 心室性不整脈 5

　心室からの刺激は心房へ逆行性に伝わりにくく，VTの間も洞房結節や心房は心室から影響を受けずに洞調律を維持することが多い。そのため心房と心室は別々のリズムを示した**房室解離**（AV dissociation）の状態となる（例5-2）。P波は洞調律のためにVTの幅広いQRS波とは異なる頻度で出現，すなわちP-P間隔とR-R間隔は異なる間隔を示す（P-P間隔＞R-R間隔）。P波は幅広いQRS波の中に隠れて見にくいことが多いが，房室解離はVTの診断に重要である。

　VTでは，心室が不応期でない時期に洞房結節からの刺激が房室接合部を通って心室に達すると，心室は洞房結節からの刺激とVTの刺激の両方で脱分極する。そのためQRS波は洞調律のQRS波とVTの幅広いQRS波の中間の波形を示す。これを**融合収縮**（fusion beat）という（例5-2）。

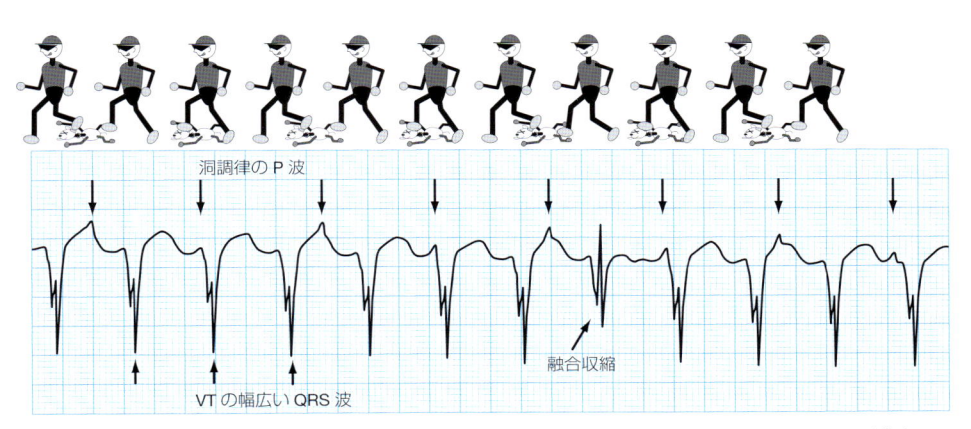

**例5-2　心室頻拍（VT）**　幅広いQRS波が規則的かつ120/分の頻度で認める。QRS波とP波は異なった間隔（R-R間隔＜P-P間隔）を示し，房室解離の状態である。イラストでは人相の悪い男たちが犬を無視して踏みつぶしながら行進している。

## 3. 鑑別診断

　心室頻拍（VT）と鑑別すべきものに，幅広いQRS波の規則的な頻脈となる**脚ブロックを伴った洞性頻脈**，**2：1伝導の心房粗動**（AFL）および**発作性上室性頻拍**（PSVT）がある。これらは脚ブロックのために幅広いQRS波を示し，以前の心電図から脚ブロックの存在が判明していれば診断は容易だが，そうでない場合は診断困難なことが多い。T波やQRS波の中にP波を探し，AFLでは粗動波（F波）を認め，洞性頻脈ではP波とQRS

53

波が1：1に対応して痛みなどの原因が無くなれば次第に心拍数は減少する。しかしPSVTは異所性P波を認めにくく，最も診断が難しい。一方，VTと確診するには房室解離もしくは融合収縮の所見を示す必要があるが，速い心拍のために難しいことも多い。心室性期外収縮（PVC）を認め，PVCとQRS波形が同じならばVTの可能性が高い。さらにVTではQRS波が0.14秒以上に幅広いことが多い。

洞性頻脈，2：1伝導のAFLおよびPSVTでは第6章で述べる心室内変行伝導を来しても幅広いQRS波の頻脈となる。VTとの鑑別は前述の脚ブロック例と同様に行うが，心拍が速いほど心室内変行伝導を来すために鑑別はより難しい。

脚ブロック例に心房細動（AF）が起こってもQRS波の頻度が150/分近くに速いと幅広いQRS波の規則的な頻脈に見えてVTと間違いやすい。しかしVTではQRS波は規則的（R-R間隔が一定）であるが，AFはあくまでも不規則である。

鑑別困難の場合も多く，幅広いQRS波の頻脈を見たら，まずは重篤な不整脈のVTと考えて対処する。幅広いQRS波の頻脈の85%がVTであり，基礎心疾患例では95%がVTとされる。

◆幅広いQRS波の規則的な頻脈（wide QRS regular tachycardia）の鑑別

|  | 心室頻拍（VT） | 脚ブロックを伴った洞性頻脈 | 脚ブロックを伴った2：1伝導のAFL脚 | ブロックを伴ったPSVT |
|---|---|---|---|---|
| P波の波形 | 洞調律と同じ波形 | 洞調律と同じ波形 | 粗動波（F波） | 洞調律のP波と逆向き波形 |
| P波の位置 | 一定せず | QRS波の前 | 1つのQRS波に2つのF波 | QRS波の中（もしくは直後） |
| P波とQRS波の関係 | 房室解離 | 1：1伝導 | 2：1伝導 | 1：1伝導 |
| QRS波の頻度 | 100〜250/分 | <150/分 | 約150/分 | 150〜250/分 |
| QRS幅 | ≧0.14秒 | <0.14秒 | <0.14秒 | <0.14秒 |

## 4. 治　療

### a）頻拍時の治療法

　VTでは緊急処置を要する可能性が高く，持続する場合にはすぐに除細動器の準備をし，その上で血圧が保たれている例では抗不整脈薬投与による頻拍停止を試みる。

#### ①特発性心室頻拍

　基礎心疾患がないことが前提であり，まずこの点を確認する。左脚ブロック＋右軸偏位型の特発性VTではATP静注が第一選択で，無効時はベラパミルを静注する。右脚ブロック＋左軸偏位型の特発性VTはCa遮断薬が奏功し，ベラパミル静注が第一選択となる。上記静注が無効の場合には他の抗不整脈薬投与も可能だが，慣れていなければ電気ショックが安全である。

> **■ATP投与法**
> **ATP（アデホス）（1A＝40mg/2mL）**
> 　原液1/4A（10mg）を急速静注，無効時は1/2A（20mg）急速静注
>
> **■ベラパミル投与法**
> **ベラパミル（ワソラン）（1A＝5mg/2mL）**
> 　ワソラン1A＋生食18mL（全量20mL）とし2分間かけて静注
> **注意点**：静注時には血圧低下に注意する．

#### ②基礎心疾患を有する例の心室頻拍

　心筋梗塞や心筋症など基礎心疾患例では容易に血圧は低下し，緊急処置を要することが多い。まずバイタルを確認し，血圧が低ければ薬剤静注でなく電気ショックを施行するのが安全である。薬物治療では，基礎心疾患を有する場合もしくは不明の場合には，アミオダロン（アンカロン）もしくはニフェカラント（シンビット）静注が第一選択であり，無効時はプロカインアミド（アミサリン）またはリドカイン（キシロカイン）を使用する。

　電気ショックで洞調律に戻ってもすぐにVTが再開することがある（incessant VT）。VTを繰り返す場合にQT延長を伴わない例では電気ショックとアミオダロン（アンカロン）またはニフェカラント（シンビット）静注を併用することで洞調律の維持を図る。しかしQT延長を伴う例

## II. 不整脈：診断と治療

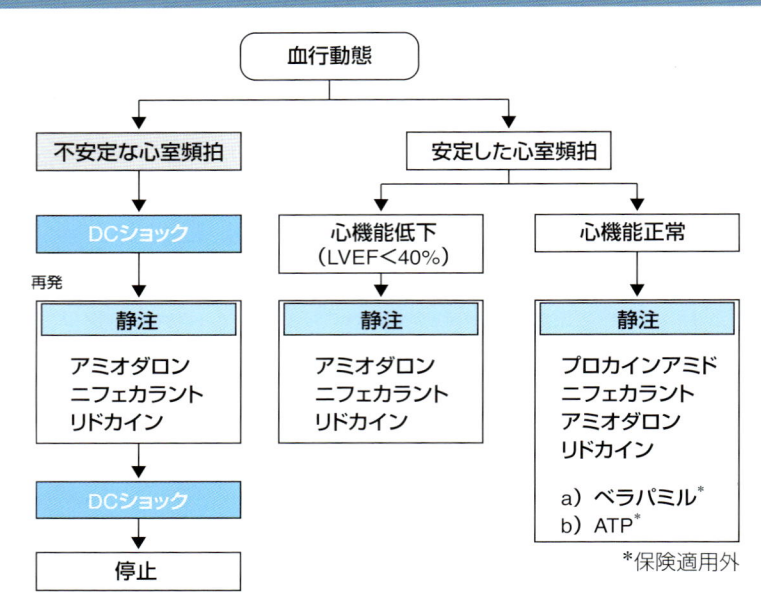

```
                    血行動態
                   ┌───┴───┐
            不安定な心室頻拍    安定した心室頻拍
                │          ┌──────┴──────┐
            DCショック       心機能低下        心機能正常
              │           (LVEF＜40%)
         再発  │              │               │
              静注            静注             静注
         アミオダロン      アミオダロン      プロカインアミド
         ニフェカラント    ニフェカラント    ニフェカラント
         リドカイン        リドカイン        アミオダロン
                                            リドカイン
            DCショック
              │                            a) ベラパミル*
              停止                          b) ATP*
                                              *保険適用外
```

**図 5-2　持続性心室頻拍の停止法**
a) RBBB＋LAD 型の特発性心室頻拍，b) LBBB＋RAD 型の特発性心室頻拍
（日本循環器学会：不整脈薬物治療に関するガイドライン 2009 年改訂版より改変）

ではマグネシウム（Mg）（マグネゾール）静注が有効であるとともに QT 延長を来した原因の除去すなわち原因薬剤（K チャネル遮断薬や抗精神病薬など）の中止や電解質異常（低 K 血症，低 Ca 血症や低 Mg 血症）の補正が重要となる（図 5-2）。

---

■**アミオダロン投与法**

**アミオダロン（アンカロン）（1A＝150mg/3mL）**

**急速初期投与**：
　アンカロン 125mg（2.5mL）＋5％ブドウ糖 100mL を
　10 分間かけて点滴静注

**負荷投与**：
　アンカロン 300mg（2A）＋5％ブドウ糖 24mL（全量 30mL）を
　5mL/時で 6 時間かけて点滴静注

**維持投与**：
　アンカロン 300mg（2A）＋5％ブドウ糖 24mL（全量 30mL）を
　2.5mL/時で点滴静注

## ■ニフェカラント投与法

**ニフェカラント（シンビット）（1 バイアル＝50mg）**
シンビット 15mg（0.3mg/体重 1kg）＋生食 25mL（全量）を
5 分間かけて静注

**持続静注する場合：**
シンビット 2V＋生食 50mL（全量 50mL）とし
10mg/時（5mL/時）（体重 50kg で 0.2mg/kg/時）で開始

## ■プロカインアミド投与法

**プロカインアミド（アミサリン）（1A＝200mg/2mL）**
アミサリン 1A（200mg）＋生食 18mL（全量 20mL）とし
2 分間かけて静注
以後停止するまで 5 分毎に同量を総量 800mg まで投与する

**持続静注する場合：**
アミサリン 5A＋生食 40mL（全量 50mL）とし
1mg/分（3mL/時）で開始

## ■リドカイン投与法

**リドカイン（キシロカイン）（1A＝100mg/5mL）**
**オリベス 1%点滴用（1 パック＝2000mg/200mL）**
キシロカイン静注用シリンジ 1/2A（50mg）を 1 分かけて静注，
5 分後に残り半分 50mg を追加静注

**持続静注する場合：**
オリベス 1%点滴用を 1mg/分（6mL/時）で開始

## ■マグネシウム投与法

**硫酸マグネシウム（マグネゾール）（1A＝2g/20mL）**
静注用マグネゾール 1A（20mL）を 2 分かけて静注，
発作を繰り返すならば 15 分後に同量を追加静注

### b）心室頻拍の再発予防

　基礎心疾患のない特発性 VT では，VT 停止に有効であった Ca 拮抗薬などの薬剤を内服するが予防効果は確実でなく，カテーテルアブレーションで根治できる可能性が高いのでアブレーションを勧める。

　基礎心疾患例の VT では抗不整脈薬による再発予防は確実でなく，植

## II. 不整脈：診断と治療

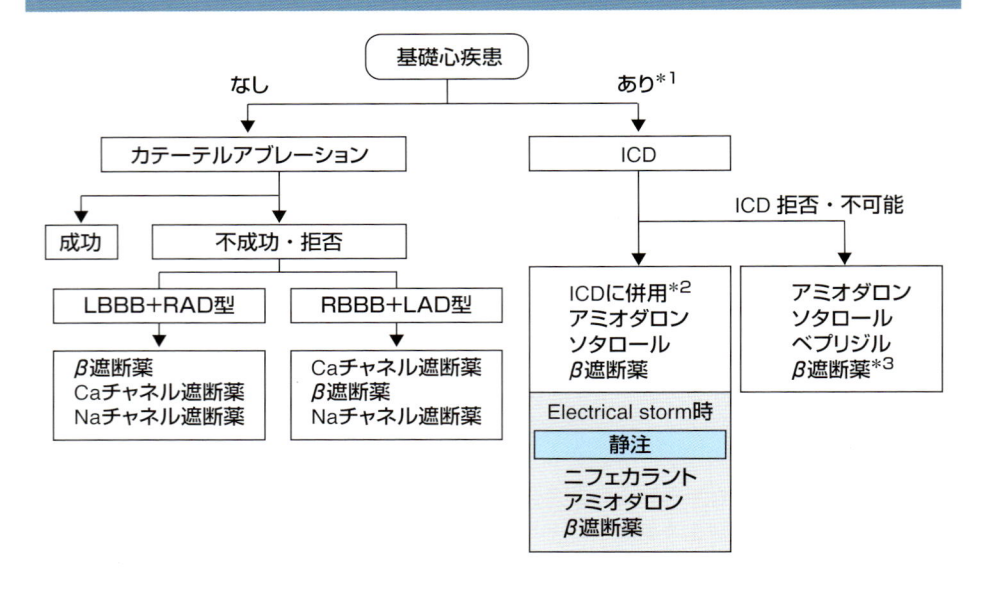

```
                        基礎心疾患
                   なし ─┴─ あり*1
                    │        │
        カテーテルアブレーション   ICD
            │                   │
       ┌────┴────┐          ICD拒否・不可能
      成功   不成功・拒否         │
              │          ┌──────┴──────┐
       ┌──────┴──────┐  ICDに併用*2    アミオダロン
    LBBB+RAD型  RBBB+LAD型 アミオダロン   ソタロール
       │            │     ソタロール    ベプリジル
    β遮断薬      Caチャネル遮断薬  β遮断薬    β遮断薬*3
    Caチャネル遮断薬  β遮断薬
    Naチャネル遮断薬  Naチャネル遮断薬  Electrical storm時
                                    ┌──────┐
                                    │ 静注 │
                                    └──────┘
                                    ニフェカラント
                                    アミオダロン
                                    β遮断薬
```

**図 5-3　持続性心室頻拍の再発予防**
＊1：基礎疾患がある例でもカテーテルアブレーションの有効例がある．
＊2：ソタロールまたはアミオダロン＋β遮断薬で作動減少が図れる．
＊3：心不全例で有用．
（日本循環器学会：不整脈薬物治療に関するガイドライン2009年改訂版より改変）

え込み型除細動器（ICD）を施行するべきである。ICD作動を減らすためにアミオダロン（アミオダロン，アンカロン）もしくはソタロール（ソタコール）などの抗不整脈薬投与を検討する（図5-3）。

### C 心室粗動
Ventricular Flutter（VFL）

VTと同様に，心室内の1部位が刺激を発生して幅広いQRS波が規則的かつ300/分近い速い頻度で認める時に**心室粗動（VFL）**という（例5-3）。非常に速い心拍の幅広いQRS波で占められるため，ST部分やT波をはっきり同定できない。VFLが起こるとすぐに脈は触れず意識を喪失し，緊急処置を要する。

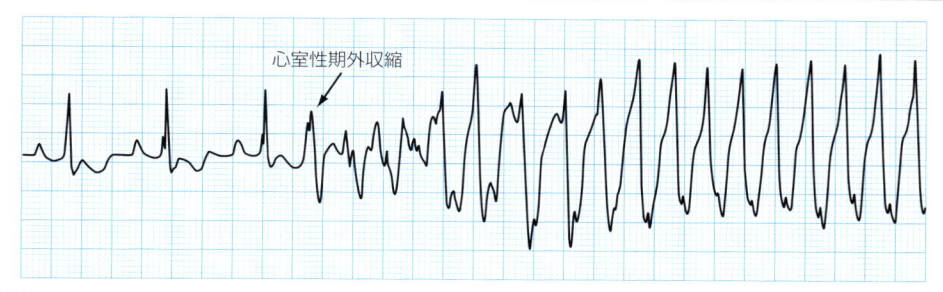

# 心室性不整脈 5

例 5-3 心室性期外収縮（PVC）を誘因として，300/分の心室粗動（VFL）が出現している．

## 1. 診断のポイント

■心室粗動の診断ポイント
1) 幅広い QRS 波が規則的かつ 300/分近い頻度で持続
2) 幅広い QRS 波で占められ，ST 部分や T 波をはっきり同定できない
   ⇨ 心室粗動（VFL）

## D 心室細動
Ventricular Fibrillation（VF）

心室細動（VF）では心室内の多くの部位が 400～500/分で震えるように無秩序に刺激を発生しており（図 5-4），心電図上明らかな QRS 波とならず粗い不規則な細動波のみを認める（例 5-4）。診断は容易だが，VF になればすぐに脈は触れず意識を喪失し，直ちに走って行って電気的除細動（200J）を行う必要がある。最も致死的不整脈で突然死の最大の原因であり，多くは心筋梗塞や心筋症など基礎心疾患例に認められる。なお，心房粗動，細動のように心室粗動を VF，心室細動を Vf とも略す。

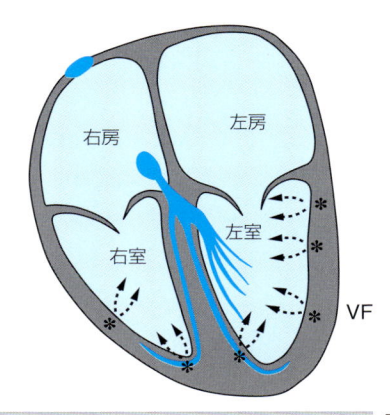

図 5-4 心室細動（VF）

## II. 不整脈：診断と治療

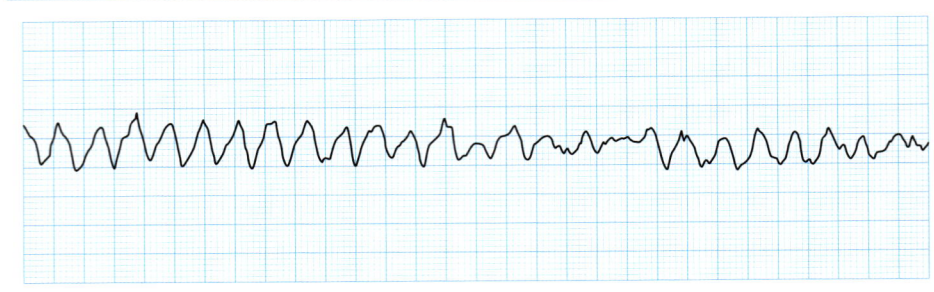

例 5-4　心室粗動（VFL）より心室細動（VF）に移行しつつある．

### 1. 診断のポイント

■心室細動の診断ポイント
1） はっきりした QRS 波を示さず，**粗い不規則な細動波のみ**
　　　　　　　　　　⇨ **心室細動（VF）**

### 2. 治　療

　VF・VFL では脈は触れず意識を喪失し，直ちに駆けつけて二次救命処置（ACLS）を行う必要がある。ACLS のアルゴリズム（図 5-5）に従って心肺蘇生術を施行しながら除細動の準備を行い，一刻も早く 120〜200J（単相性なら 360J）で電気的除細動を行う。除細動が 1 分遅れると蘇生率は 7〜10％ずつ低下する。明らかな誘因がない例では 1 年以内に 30％の例で再発し，再発予防には植え込み型除細動器（ICD）の適応となる。

　ACLS にて生存率を向上させるエビデンスある手技は質の高い CPR と早期除細動である。CPR では胸骨圧迫がきわめて重要であり，胸骨の下半分に手の付け根を置き，もう一方の手を重ねて両手を組む。肘を伸ばし，肩が手の真上となる体勢で胸骨のみに力を加え，5cm 以上胸郭が沈むように圧迫する。100 回/分以上の速さで 30 回圧迫し，2 回人工呼吸する。複数の人で CPR を行う際は 2 分を目安に交代する。

# 心室性不整脈　5

大声で助けを呼ぶ／救急対応システムの出動を要請する

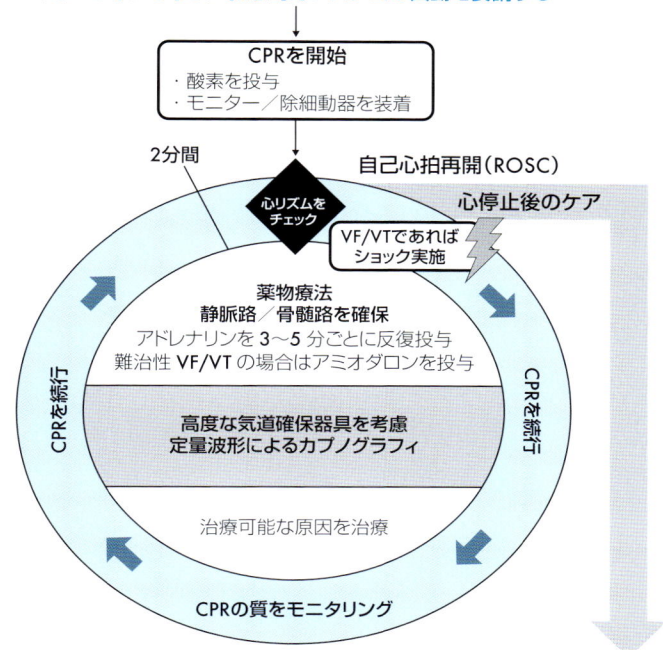

**CPRを開始**
・酸素を投与
・モニター／除細動器を装着

2分間

**心リズムをチェック**

VF/VTであればショック実施

**自己心拍再開（ROSC）**
**心停止後のケア**

**薬物療法**
**静脈路／骨髄路を確保**
アドレナリンを3〜5分ごとに反復投与
難治性VF/VTの場合はアミオダロンを投与

**高度な気道確保器具を考慮**
**定量波形によるカプノグラフィ**

治療可能な原因を治療

CPRを続行

CPRの質をモニタリング

### CPRの質
・強く（2インチ［5cm］以上）速く（100回／分以上）押し，胸壁が完全にもとに戻るまで待つ．
・胸骨圧迫の中断を最小限にする．
・過剰な換気を避ける．
・2分毎に圧迫担当を交代する．
・高度な気道確保器具を使用しない場合は，30：2の圧迫・換気比
・定量波形によるカプノグラフィ
　―PTECO2が10mmHg未満の場合は，CPRの質の向上を試みる．
・動脈内圧
　―弛緩期（拡張期）圧が20mmHg未満の場合は，CPRの質の向上を試みる．

### 自己心拍再開（ROSC）
・脈拍と血圧
・PETCO2の突発的および持続的な増大（通常は40mmHg以上）
・動脈内圧モニタリングで自己心拍による動脈圧波形を確認

### ショックのエネルギー
・二相性：製造者の推奨エネルギー量（120〜200J）．不明な場合は使用可能な最大エネルギー量を使用する．2回目以降のエネルギー量は初回と同等とし，より大きなエネルギーを考慮してもかまわない．
・単相性：360J

### 薬物療法
・アドレナリン静注　骨髄内投与：3〜5分毎に1mgを反復投与
・バソプレシン静注　骨髄内投与：初回または2回目のアドレナリンの代わりに40単位を投与してもよい．
・アミオダロン静注
　骨髄内投与：初回投与量：300mgボーラス，
　2回目投与量：150mg

### 高度な気道確保器具
・声門上気道確保器具または気管内挿管
・ETチューブの位置を確認し，モニタリングするためのカプノグラフィ波形
・胸骨圧迫を続行しながら1分あたり8〜10回の人工呼吸

### 治療可能な原因
―循環血液量減少（hypovolemia）
―低酸素症（hypoxia）
―水素イオン（hydrogen ion）（アシドーシス）
―低／高カリウム血症（hypo-/hyperkalemia）
―低体温（hypothermia）
―緊張性気胸（tension pneumothorax）
―心タンポナーデ（tamponade, cardiac）
―毒物（toxins）
―血栓症，肺動脈（thronbosis, pulmonary）
―血栓症，冠動脈（thronbosis, coronary）

**図5-5　環状の二次救命処置（ACLS）のアルゴリズム**
（AHA：心肺蘇生と救急心血管治療のためのガイドライン2010年より改変）

## II. 不整脈：診断と治療

### E 促進した心室固有調律
Accelerated Idioventricular Rhythm（AIVR）

多くは心筋梗塞の急性期に認められ，心室内の1部位が異常な自動能の亢進によって40～100/分で刺激を発生している。幅広いQRS波が規則的に40～100/分の頻度で認める時に**促進した心室固有調律（AIVR）**という（例5-5）。VTとは異なり，良性の不整脈で一般に治療は不要とされる。

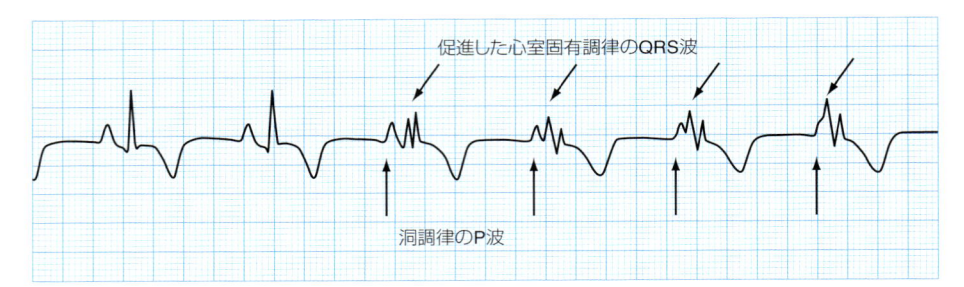

例5-5 心拍数65/分の促進した心室固有調律を認め，洞調律のP波とは房室解離となっている．

#### 1. 診断のポイント

■促進した心室固有調律の診断ポイント
1） 幅広い QRS 波が規則的かつ 40～100/分で持続
2） VT と同様，**房室解離**や融合収縮を示す
　　　　　　　　　　⇨ 促進した心室固有調律（AIVR）

### F 心室性補充調律
Ventricular Escape Rhythm

**心室性補充調律**は著明な徐脈や心停止から身を守るための防御機能の一つで，房室接合部性補充調律が出現できないヒス束以下の房室ブロックの時などに40/分以下の非常に遅い頻度で刺激を生成するものである。心電図上は幅広いQRS波が規則的（R-R間隔が一定）に20～40/分の頻度で認められる（例5-6）。

心室性不整脈　5

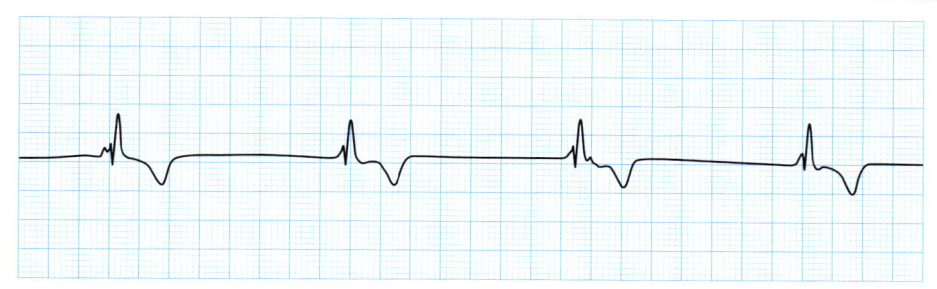

例 5-6　**心室性補充調律**　幅広い QRS 波が 40/分の規則的なリズムで認められる.

## 1. 診断のポイント

■**心室性補充調律の診断ポイント**
1) 20〜40/**分の規則的リズム**（R-R 間隔は一定）で徐脈を補っている
2) 洞調律の QRS 波とは異なる**幅広い QRS 波**［≧0.12 秒（3mm）］
　　　　　　　⇨ **心室性補充調律**

# 6 心室内変行伝導

## A 心室内変行伝導
Intraventricular Aberrant Conduction

　心房から房室接合部を通った刺激は，心室へは右脚および左脚の前枝，後枝を通って伝わるが，不応期は3つとも異なり，最も細い右脚が最も長い不応期を有している。そのため，心房性期外収縮（PAC）などが先行するQRS波の後すぐに起こると，最も不応期の長い右脚はまだ不応期より回復していないために刺激を伝えられず，心室へは左脚を通って伝わり，右脚ブロック型（胸部誘導V1でM型波形）の幅広いQRS波を呈する。これを**心室内変行伝導**といい，幅広いQRS波のために心室性期外収縮（PVC）や心室頻拍（VT）との鑑別が問題となる。

　心室内変行伝導では右脚も多少とも刺激を伝え，完全右脚ブロック波形とはならず正常QRS波との中間の波形を呈することが多い。心室内変行伝導の多くは右脚ブロック型波形を呈するが，左脚ブロック型波形（V6誘導でM型）を呈する例もある。

　洞調律時にすでに脚ブロックを伴っている場合には，PACも洞調律のQRS波と同様に一定して脚ブロック波形を呈する。しかしこれは脚ブロックという伝導障害であり，心室内変行伝導とは異なる。

## B 心室内変行伝導を伴った心房性期外収縮

　心房性期外収縮（PAC）が先行するQRS波の後すぐに起こると，心室内変行伝導を来して右脚ブロック型の幅広いQRS波形を呈する（図6-1）。幅広いQRS波のために心室性期外収縮（PVC）との鑑別が問題となる。

# 6 心室内変行伝導

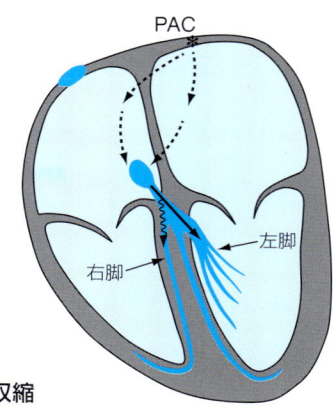

図 6-1 心室内変行伝導を伴った心房性期外収縮

## 1. 診断のポイント

■心室内変行伝導を伴った心房性期外収縮の診断ポイント
1) 先行する QRS 波のすぐ後に起こった**異所性 P 波に伴う幅広い QRS 波**.
2) 通常の PAC と同じく非代償性休止期を示す（幅広い QRS 波を挟んだ P-P 間隔は洞調律の P-P 間隔の 2 倍より短い）.

⇨ **心室内変行伝導を伴った心房性期外収縮**

## 2. 鑑別診断

**心室性期外収縮（PVC）**との鑑別において，異所性 P 波を指摘できれば心室内変行伝導を伴った PAC と言える（例 6-1）。異所性 P 波は先行する T 波の中に隠れていることが多い。また心室内変行伝導を伴った PAC は PVC とは異なり，幅広い QRS 波を挟んだ P-P 間隔が洞調律の P-P 間隔の 2 倍より短い非代償性休止期を示す。さらに，心室内変行伝導では右脚の伝導が遅れるだけであり，QRS 波の始まりの部分は洞調律の QRS 波とよく似ている。

数拍以上の幅広い QRS 波の short run において，心室内変行伝導と診断するには異所性 P 波を示す必要があり，異所性 P 波を指摘できれば心室内変行伝導を伴った PAC の short run と言える（例 6-2）。さらに short run が PAC で始まっていれば PAC short run, PVC ならば PVC short run の可能性が高い。さらに心室内変行伝導では次第に正常 QRS 波に戻ることが多いが（例 6-2），PVC では一定して幅広い QRS 波を呈する。また PVC では QRS 波が 0.14 秒以上に幅広いことが多い。

## II. 不整脈：診断と治療

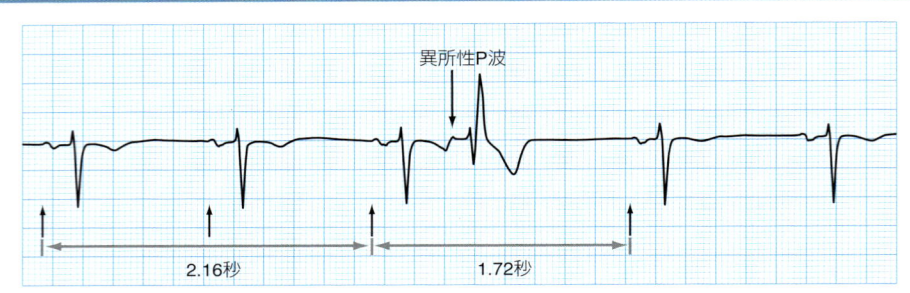

例 6-1　心室内変行伝導を伴った PAC　異所性 P 波を認めるとともに，幅広い QRS 波を挟んだ P-P 間隔は洞調律の P-P 間隔の 2 倍より短い．

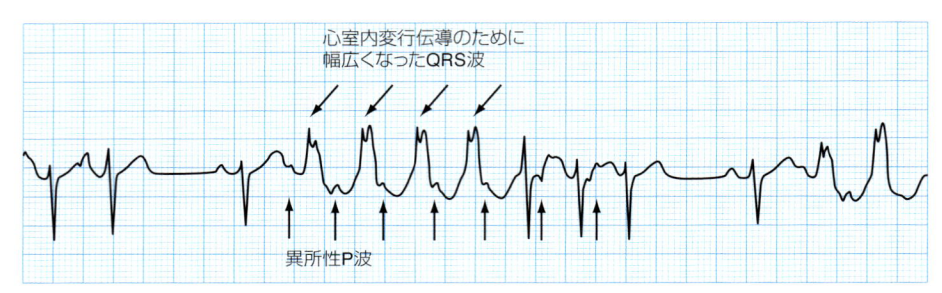

例 6-2　心室内変行伝導を伴った心房性期外収縮（PAC）の short run　幅広い QRS 波の前には異所性 P 波を認める．

◆PVC と心室内変行伝導を伴った PAC の鑑別

|  | PVC | 心室内変行伝導を伴った PAC |
|---|---|---|
| QRS 波形 | 右脚もしくは左脚ブロック型<br>洞調律の QRS 波とはまったく波形が異なる | 右脚ブロック型<br>**洞調律の QRS 波と QRS 波の始まりの部分がよく似ている** |
| QRS 幅 | **幅広い（≧0.14 秒）** | やや幅広い（＜0.14 秒） |
| 異所性 P 波 | （−） | （＋） |
| P-P 間隔 | PVC を挟んだ P-P 間隔<br>＝洞調律の P-P 間隔の 2 倍<br>（代償性休止期） | 幅広い QRS 波を挟んだ P-P 間隔<br>＜洞調律の P-P 間隔の 2 倍 |

# 6 心室内変行伝導

## C 心房細動における心室内変行伝導

心房細動（AF）では QRS 波は不規則なリズムを呈し，R-R 間隔は一定しない。その中で長い R-R 間隔の後に短い R-R 間隔で QRS 波がくると，心室内変行伝導を起こしやすい（図 6-2）。Ashman 現象と呼ばれ，長い R-R 間隔の後は特に右脚の不応期がより長くなるためである。

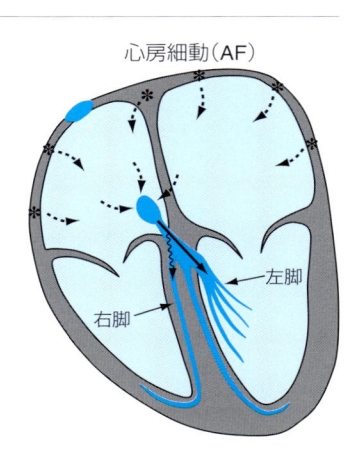

図 6-2　心房細動における心室内変行伝導

### 1. 診断のポイント

■心房細動における心室内変行伝導の診断ポイント
1) 長い R-R 間隔の後に早期に出現した幅広い QRS 波
2) 幅広い QRS 波の最初の部分は他の正常 QRS 波に波形が似ている．
⇨ AF における心室内変行伝導

### 2. 鑑別診断

**心室性期外収縮（PVC）**との鑑別が問題となるが，AF では異所性 P 波がないために正確な鑑別は不可能である。しかし，幅広い QRS 波が長い R-R 間隔の後の短い R-R 間隔で出現し，右脚ブロック型かつ QRS 波の最初の部分が他の正常 QRS 波と波形が似ていれば，心室内変行伝導の可能性が高い（例 6-3，例 6-4）。さらに心室内変行伝導では先行する QRS 波との間隔（連結期）は一定せず，変行伝導の程度も連結期に応じて変化する。数拍以上続く際には次第に正常 QRS 波に戻る。一方，必ずしも長い R-R 間隔の後でなく，先行する QRS 波との間隔（連結期）が一定して出現し，他の QRS 波と大きく異なる波形の時は PVC と考える（例 6-5）。PVC では QRS 波が 0.14 秒以上に幅広く，PVC の後に休止期を伴うことが多い。PVC short run では波形は一定して幅広い QRS 波を呈する（例 6-6）。

## II. 不整脈：診断と治療

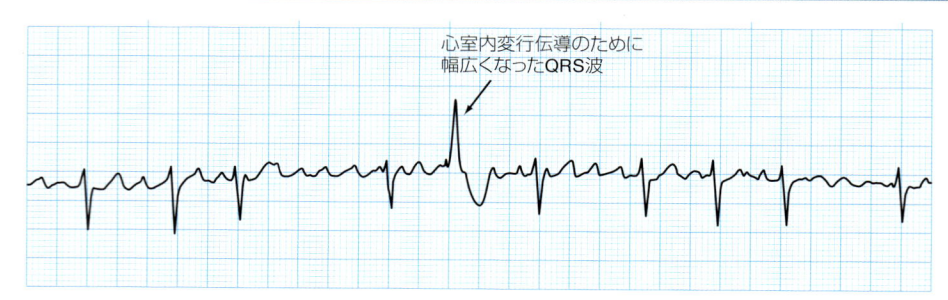

例 6-3　**心房細動（AF）における心室内変行伝導**　5 拍目は長い R-R 間隔の後の短い R-R 間隔のために心室内変行伝導を来して幅広い QRS 波を呈している.

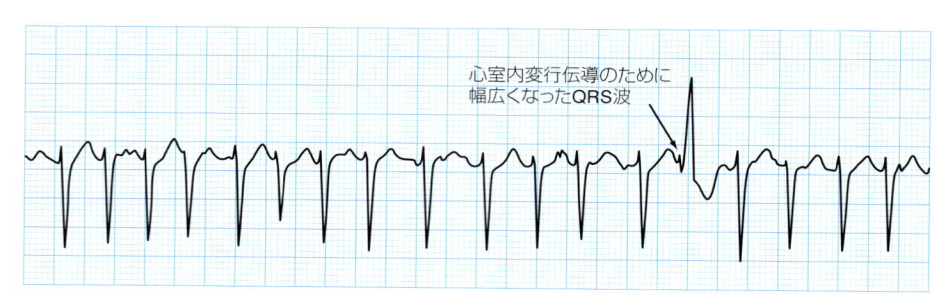

例 6-4　**AF における心室内変行伝導**　心室内変行伝導を来した幅広い QRS 波の最初の部分は，他の QRS 波と形が似ている.

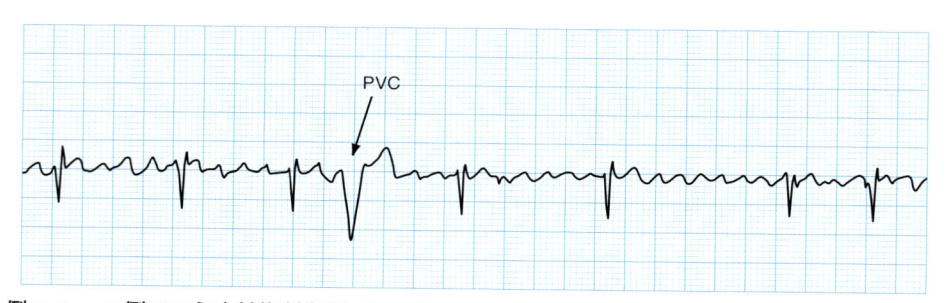

例 6-5　**AF 例での心室性期外収縮（PVC）**　PVC の幅広い QRS 波は他の QRS 波とは波形が大きく異なり，0.14 秒以上に幅広い.

# 心室内変行伝導 6

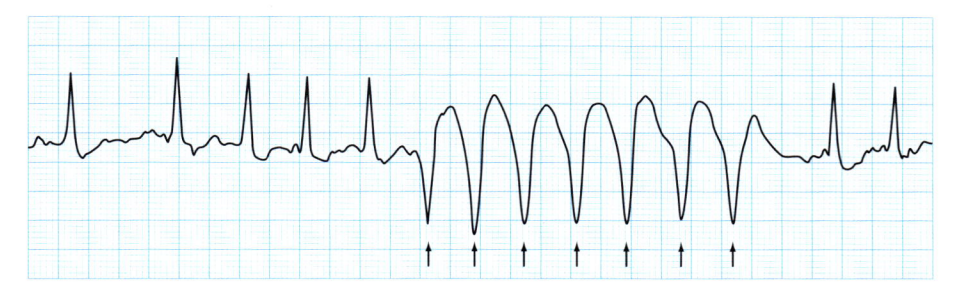

例 6-6 AF 例での PVC short run　他の QRS 波とは波形のまったく異なる幅広い QRS 波が 7 拍連発している.

◆心房細動時の幅広い QRS 波の鑑別（PVC と心室内変行伝導の鑑別）

|  | PVC | 心室内変行伝導 |
| --- | --- | --- |
| QRS 波形 | 右脚または左脚ブロック型<br>他の QRS 波とまったく波形が異なる | 右脚ブロック型<br>**他の QRS 波と QRS 波の始まりの部分がよく似ている** |
| QRS 幅 | 幅広い（≧0.14 秒） | やや幅広い（＜0.14 秒） |
| R-R 間隔 | 必ずしも長い R-R 間隔の後で起こらない | **長い R-R 間隔の後の短い R-R 間隔で起こる** |
| 連結期 | 先行する QRS 波との間隔は一定 | 一定しない |
| short run | 波形が一定した幅広い QRS 波 | 次第に正常の QRS 波に戻る |

## II. 不整脈：診断と治療

# 7 房室ブロック
AV Block

## A 房室ブロック
AV Block

　房室結節（AV node），ヒス束および右脚，左脚のいずれかにて刺激の伝導が障害されると，心房からの刺激が心室に伝わるのに時間を要し，ついには伝わらなくなる。これを**房室ブロック**（AV block）といい，1度，2度および完全（3度）房室ブロックに分類される。

## B 1度房室ブロック
First Degree AV Block

　PQ間隔はP波の始まりからQRS波の始まりまでを計測するもので，心房から心室に刺激が伝わるのに要する時間を意味する。多くは伝導速度の最も遅い房室結節内を伝わる時間を反映し，正常は0.12～0.20秒である。心房から房室結節を通って心室へ伝わるのに正常より長い時間を要する時，すなわちPQ間隔が0.20秒（5mm）を超える時に**1度房室ブロック**という（例7-1）。健常者（特に若年者と高齢者）でもよく認められ，PQ間隔が0.24秒以上を病的とする。ジギタリス薬など房室伝導を抑制する薬やβ遮断薬を服用している例では高頻度に認める。

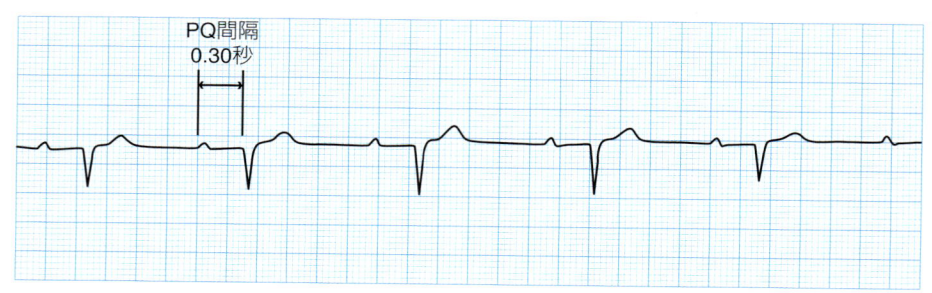

例7-1　1度房室ブロック

## C ウェンケバッハ型 2 度房室ブロック
Second Degree AV Block Wenckebach Type

　房室結節（AV node）が障害を受けると（図 7-1），**ウェンケバッハ型 2 度房室ブロック**という PQ 間隔が次第に延長しては数拍毎に QRS 波が落ちて長い休止期となるパターンを呈する。スポーツ選手では強い迷走神経緊張のために生じ，高齢者では加齢に伴う房室結節の障害で起こる。急性心筋梗塞（下壁）でもよく認めるが，一過性のことが多い。ウェンケバッハ型 2 度房室ブロックは一般に良性とされ，症状がなければ治療は不要である。ただし，ジゴキシン（ジゴシン），ベラパミル（ワソラン）やジルチアゼム（ヘルベッサー）など房室伝導を抑制する薬や $\beta$ 遮断薬を服用する例ではそれらを中止する。

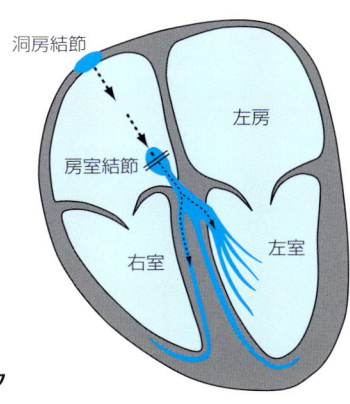

図 7-1　ウェンケバッハ型 2 度房室ブロック

### 1．診断のポイント

■ウェンケバッハ型 2 度房室ブロックの診断ポイント
1） PQ 間隔は次第に延長して数拍毎に QRS 波を伴わなくなる
（休止期直後の PQ 間隔はその直前の PQ 間隔より短い）
2） P-P 間隔は一定。
3） R-R 間隔は次第に短くなり，QRS 波が落ちて長い休止期となる．
　　　　　　　　⇨ **ウェンケバッハ型 2 度房室ブロック**

## II. 不整脈：診断と治療

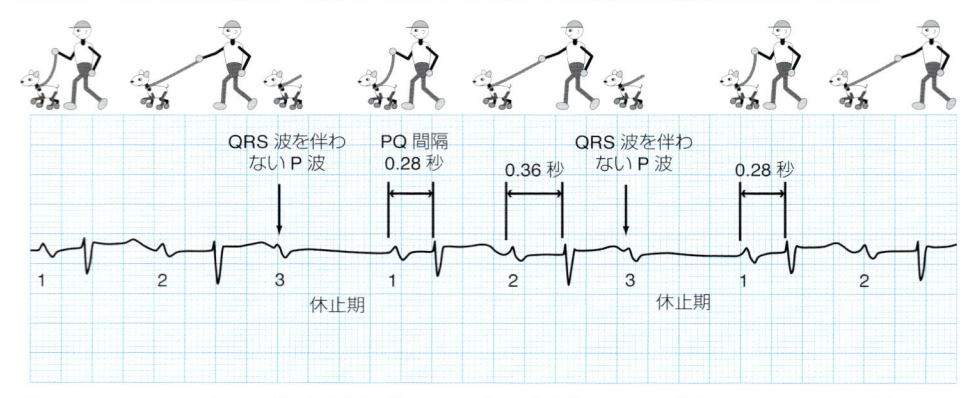

**例 7-2　ウェンケバッハ型 2 度房室ブロック（3:2 伝導）**　PQ 間隔が延長しては 3 拍毎に QRS 波が落ちて休止期となる．休止期直後の PQ 間隔（0.28 秒）はその直前の PQ 間隔（0.36 秒）より短くなる．イラストでは，飼い主が犬に引っ張られて綱が延び，ついには綱が切れてしまう．

### 2. 心電図所見

　ウェンケバッハ型 2 度房室ブロックでは PQ 間隔が次第に延長し，数拍毎に QRS 波が落ちて長い休止期となる。休止期の間に房室結節は回復するため，休止期直後の PQ 間隔はその直前の PQ 間隔より短くなる（例 7-2）。この PQ 間隔の変動に伴い，R-R 間隔は次第に短くなっては長い休止期となるパターンを呈する（例 7-3）。数拍毎に QRS 波が落ちるが，その程度は 2：1，3：2，4：3 伝導のようにさまざまであり，3：2 伝導では 1 拍目の PQ 間隔はほぼ正常，2 拍目の PQ 間隔は延長，3 拍目は心室へ伝わらず QRS 波が落ちる。

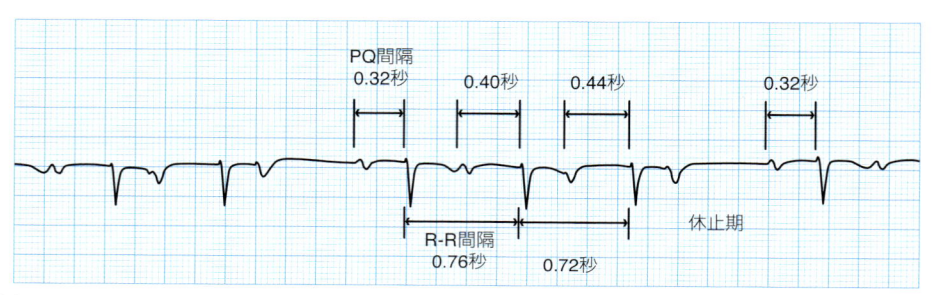

**例 7-3　ウェンケバッハ型 2 度房室ブロック（4:3 伝導）**　PQ 間隔の延長に伴って，R-R 間隔は逆に短くなる．

## 3. 鑑別診断

　ウェンケバッハ型2度房室ブロックと間違えやすいものに，**非伝導性心房性期外収縮**（blocked PAC）があり，ともに QRS 波を伴わない P 波を認める。blocked PAC では洞調律の P 波とは形の異なる異所性 P 波を認め，PAC を挟んだ P-P 間隔は他の P-P 間隔の 2 倍より短い非代償性休止期を呈する。一方，ウェンケバッハ型房室ブロックでは洞調律の P 波と同波形の P 波が続き，P-P 間隔は一定である。

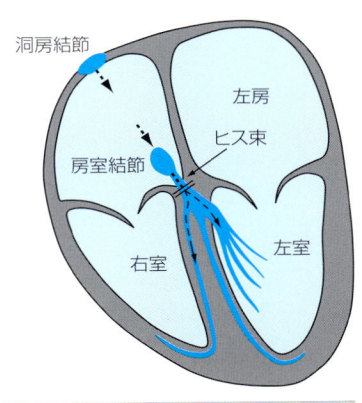

## D　モービッツ2型2度房室ブロック
Second Degree AV Block Mobitz Type 2

　ウェンケバッハ型2度房室ブロックより稀だが，ヒス束以下が広範に障害されると**モービッツ2型2度房室ブロック**という PQ 間隔は一定のまま突然 QRS 波が落ちて長い休止期となるパターンを呈する（図 7-2）。多くは心室内伝導も障害されており，幅広い QRS 波形（脚ブロック）を呈することが多い（正常 QRS 波形はヒス束内の障害を疑う）。突然に完全房室ブロックになって失神を起こし，特に幅広い QRS 波形の例では，無症状でも永久ペースメーカー植え込みを考慮する。急性心筋梗塞では広範な前壁中隔梗塞例で認められ，高率に高度房室ブロックから数十秒の心停止を来すため一時的ペーシングを行う。

図 7-2　モービッツ2型2度房室ブロック

## II. 不整脈：診断と治療

### 1. 診断のポイント

> **■モービッツ2型2度房室ブロックの診断ポイント**
> 1) PQ間隔は一定で，数拍毎に突然QRS波を伴わなくなる
>    （休止期直後のPQ間隔とその直前のPQ間隔は同じ）
> 2) P-P間隔は一定
> 3) R-R間隔も一定で，突然QRS波が落ちるとR-R間隔の2倍の休止期となる．
>
> ⇨ モービッツ2型2度房室ブロック

### 2. 心電図所見

　モービッツ2型2度房室ブロックではPQ間隔は一定のまま突然QRS波が落ちて休止期となる。ウェンケバッハ型2度房室ブロックとは異なり，休止期の前後でもPQ間隔は一定である。R-R間隔も一定で，QRS波が落ちると直前のR-R間隔の2倍の休止期となる（例7-4）。

　2：1伝導の2度房室ブロックでは1拍おきにQRS波が落ちるため，PQ間隔が次第に延長するか一定かが判然とせず，ウェンケバッハ型かモービッツ2型かを鑑別できない（例7-5）。しかし，長く心電図を追って3：2伝導や4：3伝導のところを見つけられれば鑑別できる。

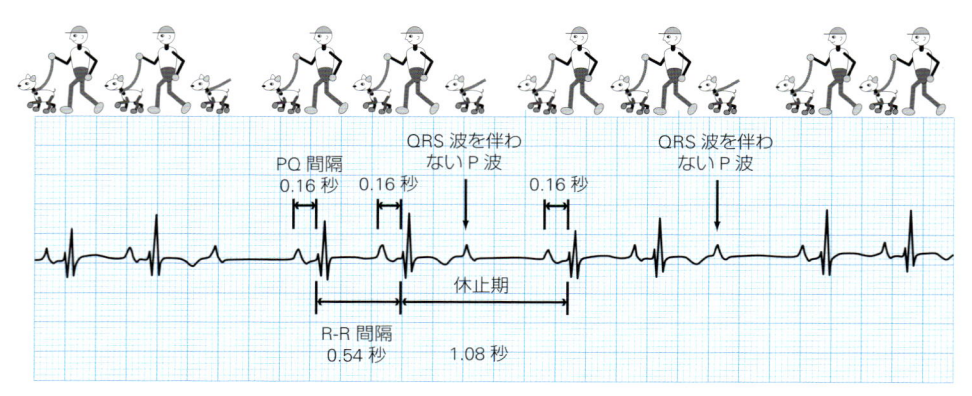

**例7-4　モービッツ2型2度房室ブロック（3：2伝導）**　PQ間隔は一定し，休止期のR-R間隔は他のR-R間隔の2倍となっている．イラストでは，飼い主と犬が仲良く散歩していたかと思うと突然綱が切れてしまう．

房室ブロック 7

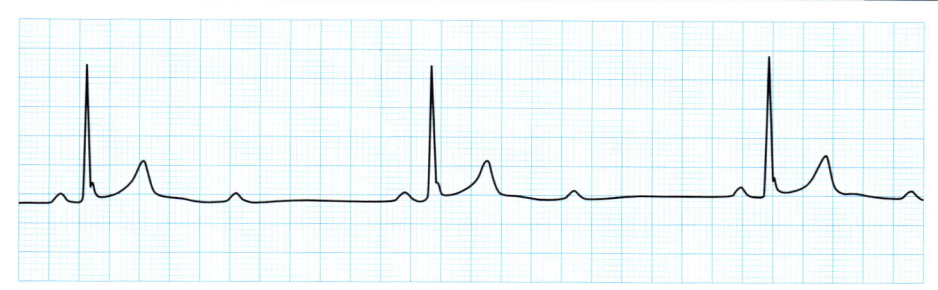

例 7-5 **2：1 伝導の 2 度房室ブロック**　このトレースのみではウェンケバッハ型かモービッツ 2 型か鑑別できない．

◆ウェンケバッハ型とモービッツ 2 型 2 度房室ブロックの鑑別

| | ウェンケバッハ型 | モービッツ 2 型 |
|---|---|---|
| PQ 間隔 | 次第に延長<br>休止期直後の PQ 間隔は直前の PQ 間隔より短い | 一定<br>休止期の前後でも PQ 間隔は同一 |
| R-R 間隔 | R-R 間隔は次第に短くなって長い休止期になる | R-R 間隔は一定し，休止期は R-R 間隔の 2 倍になる |
| 障害部位 | 房室結節 | ヒス束以下 |
| ペースメーカー | 不要 | 要 |

## E 高度房室ブロック
High Grade AV Block

　2 拍以上続けて心室へ刺激が伝わらず，QRS 波のない非常に長い休止期が出現した時に，**高度房室ブロック**という（例 7-6）。長い休止期には時々補充収縮（escape beat）が出現する。高度房室ブロックではヒス束以下が高度に障害されており，めまいや失神を来すことが多く，永久ペースメーカー植え込み術の適応となる。

### 1. 診断のポイント

■高度房室ブロックの診断ポイント
1) 2 拍以上続けて QRS 波を伴わない長い休止期
　　　⇨ 高度房室ブロック

## II. 不整脈：診断と治療

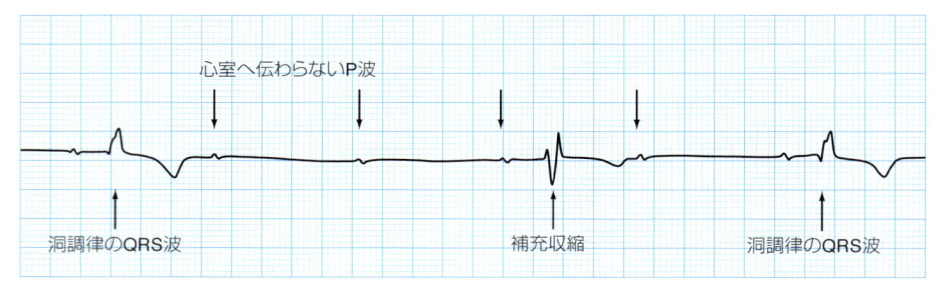

例 7-6　**高度房室ブロック**　4 拍続けて P 波は心室へ伝わらず，その間に補充収縮を認める．

### F　完全房室ブロック
Complete AV Block

　心房からの刺激が心室へまったく伝わらない時，**完全房室ブロック**という。心房と心室は別々のリズムを呈することになるが，房室結節の障害では房室接合部が代わって刺激を作り，ヒス束以下の障害では心室が刺激を作って心停止より身を守る。この房室接合部もしくは心室における刺激の生成を**補充調律**（escape rhythm）という（図 7-3）。房室接合部性補充調律では正常の QRS 波を示して心拍数も 40〜60/分となるが，心室性補充調律では幅広い QRS 波を心拍数 20〜40/分で認め，めまいや心不全を合併することが多い。症状があれば永久ペースメーカー植え込み術の適応となるが，無症状でも心拍数＜40/分未満の例ではペースメーカー植え込み術を考慮する。

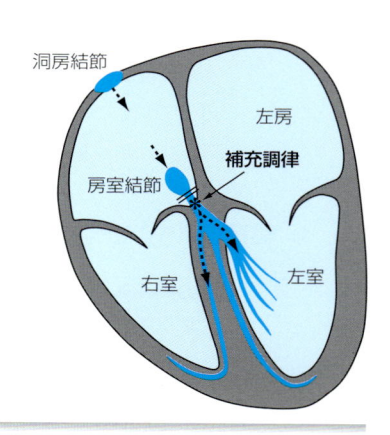

図 7-3　**完全房室ブロック**

# 7 房室ブロック

## 1. 診断のポイント

**■完全房室ブロックの診断ポイント**
1) 心房（P波）と心室（QRS波）は別々のリズム
2) P-P間隔，R-R間隔はともに一定だが，P-P間隔とR-R間隔は異なる（P-P間隔＜R-R間隔）
3) 心房細動（AF）ではR-R間隔が長くかつ一定

⇨ **完全房室ブロック**

## 2. 心電図所見

　　完全房室ブロックでは，心房（P波）と心室（QRS波）はまったく別々のリズム（P-P間隔＜R-R間隔）を呈する**房室解離**（AV dissociation）の状態となり，PQ間隔は不定になる。P波は洞調律，QRS波は房室接合部性もしくは心室性の補充調律となるため，P-P間隔，R-R間隔はともに一定であるが，P-P間隔とR-R間隔はまったく異なる（例7-7, 例7-8）。

　　心房細動（AF）では通常R-R間隔は不整であるが，R-R間隔が長くかつ一定のリズムを呈する時に完全房室ブロックと診断する（例7-9）。R-R間隔が一定ということはQRS波が補充調律であることを意味する。

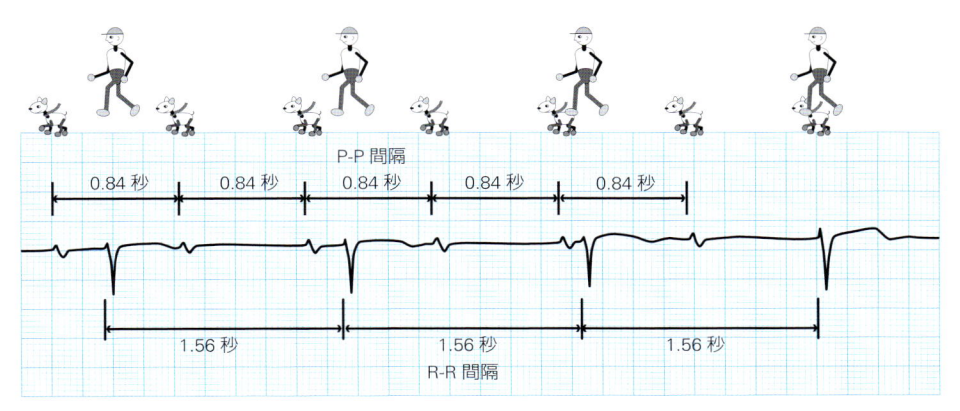

**例7-7 完全房室ブロック** P波（心房）とQRS波（心室）はまったく別々のリズムを呈し，房室解離の状態である．P-P間隔，R-R間隔はともに一定であるが，R-R間隔はP-P間隔より著明に長い．イラストでは，犬は飼い主と綱でつながっておらず，各々自分の歩調で勝手に散歩している．

## II. 不整脈：診断と治療

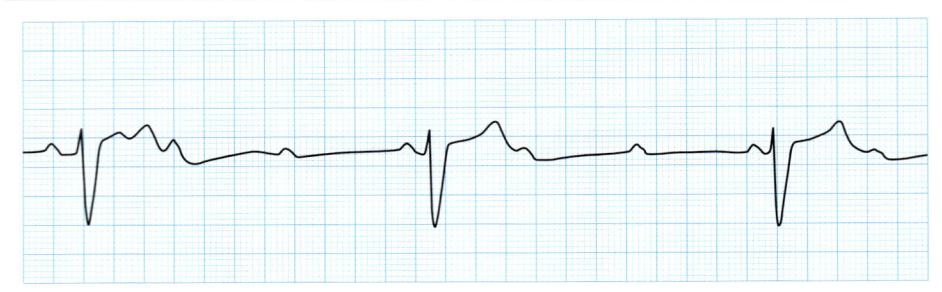

例 7-8　**完全房室ブロック**　幅広い QRS 波を 25/分の頻度で認め，心室性補充調律である．

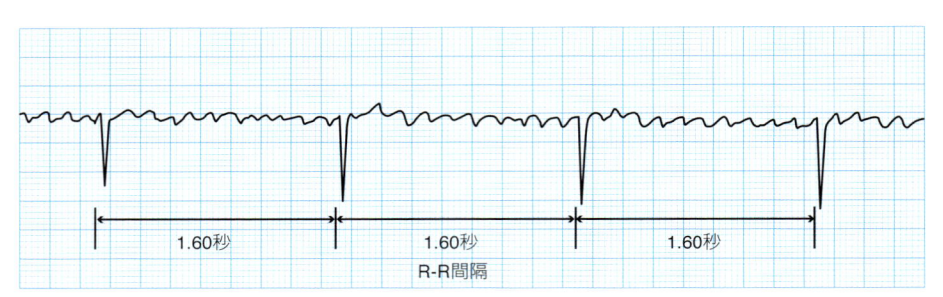

1.60秒　1.60秒　1.60秒
R-R間隔

例 7-9　**心房細動例での完全房室ブロック**　AF にもかかわらず，R-R 間隔が一定である．

### 3. 鑑別診断

　　完全房室ブロックと間違えやすいものに**ウェンケバッハ型 2 度房室ブロック**があり，両者とも PQ 間隔が一定でない。完全房室ブロックでは P 波と QRS 波は別々のリズムで，P-P 間隔，R-R 間隔はともに一定であるが PQ 間隔はさまざまである。一方，ウェンケバッハ型房室ブロックでは PQ 間隔が次第に延長しては QRS 波が落ち，この PQ 間隔の延長に伴って R-R 間隔は次第に短くなるパターンを呈する。ウェンケバッハ型房室ブロックでは PQ 間隔が次第に延長するが，これとは逆に次第に短縮する PQ 間隔を見たら完全房室ブロックを疑う（例 7-10）。

洞調律のP波

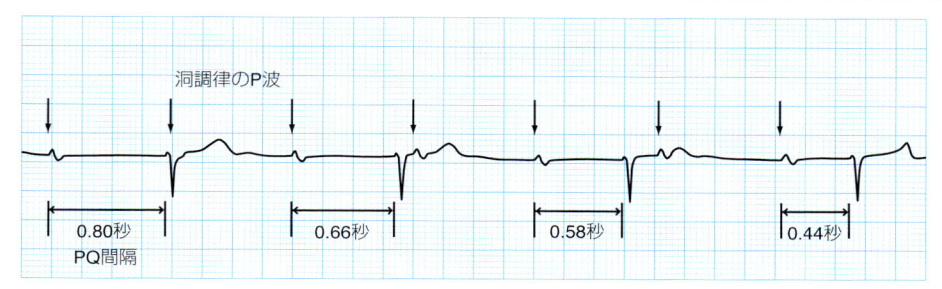

| 0.80秒 | 0.66秒 | 0.58秒 | 0.44秒 |
PQ間隔

**例 7-10　完全房室ブロック**　PQ 間隔が次第に短くなるパターンを見たら，完全房室ブロックを疑って P 波と QRS 波が別々のリズム（房室解離）になっていないか調べる.

### 4. 治　療

　永久ペースメーカー植え込み術の適応について ACC/AHA/HRS 2008 ガイドラインを下記に示す。めまいや失神などの症状のある 2 度，3 度および高度房室ブロックではその適応となる。しかし，無症状でも日中に 3 秒以上の心停止や補充調律の心拍数＜40/分を伴う 3 度または高度房室ブロック例では一般に適応とされる。

　症状のある例では永久ペースメーカー植え込み術まで薬物療法または一時的ペーシングを行う。薬物療法ではイソプロテレノール（プロタノール）持続静注を用いることが多いが，ヒス束以下の房室ブロックではあまり効果を認めない。緊急時はアトロピン静注を行うこともある。

◆房室ブロックにおける永久ペースメーカー植え込みの適応
#### Class I（絶対適応）
1) 徐脈による臨床症状（心不全を含む）のある 2 度，3 度または高度房室ブロック
2) 無症状だが日中に 3 秒以上の心停止や補充調律の心拍数＜40/分を伴う 3 度または高度房室ブロック
3) 無症状だが 5 秒以上のポーズを認める心房細動例
4) 無症状だが幅の広い QRS 波のモービッツ 2 型の 2 度房室ブロック
5) 心臓手術後や神経筋疾患で回復の見込みがない 3 度または高度房室ブロック
6) 心拡大や左室機能低下を伴う 3 度房室ブロック
7) ブロック部位がヒス束以下の 3 度房室ブロック
8) 心筋虚血がないのに運動中に 2 度または 3 度房室ブロックとなるもの

#### Class IIa（比較的適応）
1) 無症状で補充調律の心拍数＞40/分の 3 度房室ブロック
2) 無症状でブロック部位がヒス束以下の 2 度房室ブロック
3) 無症状で幅の狭い QRS 波のモービッツ 2 型の 2 度房室ブロック

## II. 不整脈：診断と治療

### ■イソプロテレノール投与法
**イソプロテレノール（プロタノール）（1A＝0.2mg/1mL）**
プロタノール 3A＋生食 47mL（全量 50mL）として，
2mL/時（1μg/分）で持続静注開始
10μg/分まで増量可能であるが，動悸などの症状に注意

### ■アトロピン投与法
**アトロピン（アトロピン注シリンジ）（1A＝0.5mg/1mL）**
緊急時にアトロピン 1〜2A 静注

# 8 洞房ブロック
SA Block

## A 洞房ブロック
SA Block

　**洞房ブロック**（SA block）では洞房結節（SA node）から心房への伝導が障害されている（図 8-1）。房室ブロックでは，心房から心室への伝導が障害されて P 波はそのままで QRS 波が落ちるが，洞房ブロックでは洞房結節からの刺激が心房へ伝わらないために P 波，QRS 波ともに消失した休止期が出現する。

　房室ブロックは 1 度，2 度および完全（3 度）に分類されるが，洞房ブロックでは 2 度洞房ブロックのみ心電図より診断できる。洞房結節から心房への刺激伝導時間を心電図では測定できず，1 度洞房ブロックは診断できない。

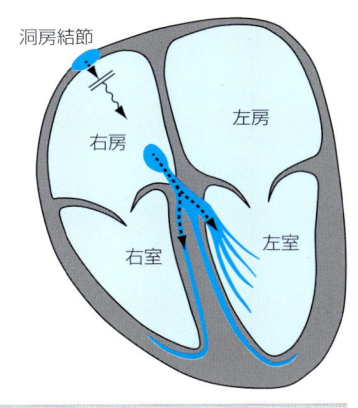

図 8-1　洞房ブロック

## II. 不整脈：診断と治療

### B ウェンケバッハ型2度洞房ブロック
Second Degree SA Block Wenckebach type

　洞房結節から心房への伝導が障害されると，P波，QRS波ともに消失した休止期が出現し，休止期の間に心房への伝導は回復してこのリズムを繰り返す。心電図上P-P間隔が次第に短くなり，ついにP波，QRS波ともに消失した休止期が出現するパターンを呈する時，**ウェンケバッハ型2度洞房ブロック**と診断する（例8-1）。健常者でも迷走神経の強い緊張で生じ，高齢者では加齢に伴う洞房結節の障害で起こる。多くは無症状であり，一般に治療は不要である。ただし，ジギタリス薬やβ遮断薬を服用している例ではそれらを中止する。

### 1. 診断のポイント

■ウェンケバッハ型2度洞房ブロックの診断ポイント
1） P-P間隔が次第に短くなってはP波，QRS波ともに消失した休止期が出現
2） 休止期のP-P間隔はその直前のP-P間隔の2倍より短い
　　　　　　　⇨ **ウェンケバッハ型2度洞房ブロック**

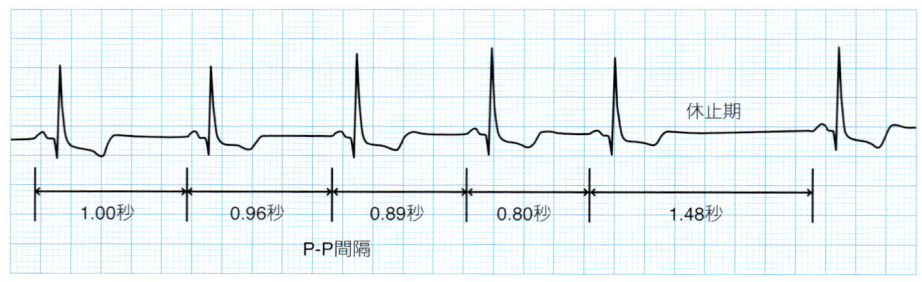

1.00秒　0.96秒　0.89秒　0.80秒　1.48秒
P-P間隔
休止期

**例8-1　ウェンケバッハ型2度洞房ブロック**　P-P間隔が次第に短くなっては長い休止期となる．

### 2. 鑑別診断

　**ウェンケバッハ型2度洞房ブロック**と間違えやすいものが**洞性不整脈**である。ともにP-P間隔が一定していない。洞性不整脈ではP-P間隔は呼吸とともに次第に短くなっては次第に長くなるパターンを呈するが，ウェンケバッハ型洞房ブロックではP-P間隔が次第に短くなっては長い休止期に終わる。

## C モービッツ2型2度洞房ブロック
Second Degree SA Block Mobitz Type 2

洞房結節から心房への伝導が突然ブロックされ，P波，QRS波ともに消失した休止期が出現する。心電図上休止期のP-P間隔が，その直前のP-P間隔の2倍もしくは整数倍の時に**モービッツ2型2度洞房ブロック**と診断する（例8-2）。ウェンケバッハ型2度洞房ブロックとは異なり，P-P間隔は一定している。休止期はより長く，その際は房室接合部性もしくは心室性の補充収縮（escape beat）が出現する。めまいや失神などの症状があれば休止期の最長R-R間隔が3秒以上では永久ペースメーカー植え込み術の適応となるが，無症状でも5秒以上ならばペースメーカー植え込み術を考慮する。

### 1. 診断のポイント

■モービッツ2型2度洞房ブロックの診断ポイント
1) P-P間隔は一定し，突然P波，QRS波ともに消失した休止期が出現
2) **休止期のP-P間隔は直前のP-P間隔の2倍もしくは整数倍**
   ⇨ モービッツ2型2度洞房ブロック

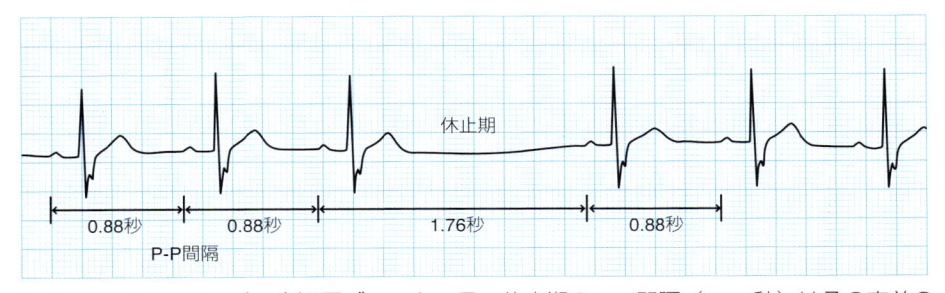

例8-2　モービッツ2型2度洞房ブロック　長い休止期のP-P間隔（1.76秒）はその直前のP-P間隔（0.88秒）の2倍である．

### 2. 鑑別診断

突然の長いR-R間隔をみた際は，**モービッツ2型2度洞房ブロック**より頻度の高い**非伝導性心房性期外収縮**（blocked PAC）をまず考える。blocked PACと診断するには異所性P波を示す必要があり，長いR-R間隔の直前

## II. 不整脈：診断と治療

のT波に異所性P波を探す。blocked PACもモービッツ2型洞房ブロックのようにP-P間隔は一定して見えるが，休止期のP-P間隔はその直前のP-P間隔の2倍より短い。一方，モービッツ2型洞房ブロックでは長い休止期のP-P間隔は直前のP-P間隔の2倍もしくは整数倍となる。

### D 洞不全症候群
Sick Sinus Syndrome（SSS）

#### 1. 洞不全症候群

洞停止や洞房ブロックによるポーズ（例8-3）や著明な洞性徐脈によって失神，めまいや息切れなどの症状を来すもので，高齢者に多い疾患群である。心房細動や心房粗動の停止後に，長い洞停止となってめまいを来すことも多く，その際は**徐脈頻脈症候群**と呼ばれる。洞不全症候群の診断には24時間ホルター心電図が有用で，電気生理学的検査を必要とすることはほとんどない。突然死は稀であるが，失神に伴う外傷と心房細動に伴う塞栓症が問題となる。服用している薬剤（β遮断薬，ジギタリス薬，ベラパミルやジルチアゼムなどのCa拮抗薬，抗不整脈薬）が徐脈や洞停止の原因のことも多く，服用薬剤を必ずチェックする。原因となりうる薬剤があれば，まずその薬剤を中止する。原因であることは少ないが，甲状腺機能低下症もチェックする。

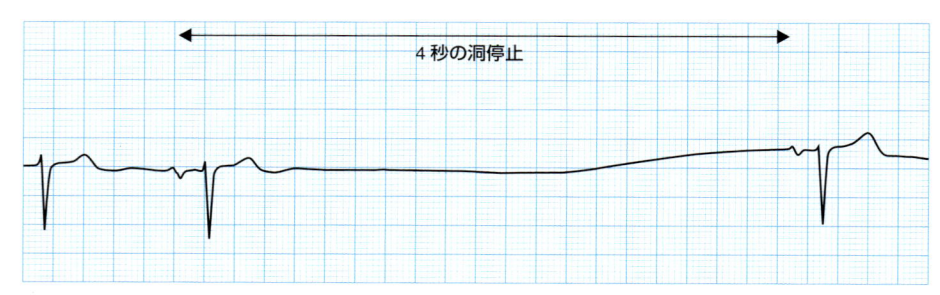

例8-3　**洞不全症候群**　4秒の洞停止を認める．

#### 2. 治療

永久ペースメーカー植え込み術の適応について，ACC/AHA/HRS 2008 ガイドラインを下記に示した。めまいや失神などの症状がある場合には

# 洞房ブロック 8

　永久ペースメーカー植え込み術の適応となるが，症状がない場合には絶対適応とはされない。症状がある例では，永久ペースメーカー植え込み術まで薬物療法または一時的ペーシングを行う。薬物療法ではイソプロテレノール（プロタノール）持続静注を用いることが多い。緊急時はアトロピン静注を行うこともある。

　永久ペースメーカー植え込み術の適応でも，手術を希望しない場合や全身状態によって内服治療を行うことがある。その際はイソプロテレノール（プロタノール），シロスタゾール（プレタール）もしくはテオフィリン（テオドール）を経口投与する。

### ◆洞不全症候群における永久ペースメーカ植え込みの適応

**Class I（絶対適応）**
1）頻回の洞停止や徐脈が失神やめまいなどの症状をきたしているもの
2）必要不可欠な薬剤のために症状を伴う洞性徐脈となっているもの

**Class IIa（比較的適応）**
1）心拍数＜40/分の徐脈を認めるが，症状と徐脈の関連が明確でないもの

### ■イソプロテレノール投与法

**イソプロテレノール（プロタノール）（1A＝0.2mg/1mL）**
　プロタノール3A＋生食47mL（全量50mL）として，
　2mL/時（1μg/分）で持続静注開始
　10μg/分まで増量可能であるが，動悸などの症状に注意

### ■アトロピン投与法

**アトロピン（アトロピン注シリンジ）（1A＝0.5mg/1mL）**
　緊急時にアトロピン1～2A静注

### ■陽性変時作用薬の内服法と投与量

**イソプロテレノール（プロタノール）** 45～60mg/日　3～4回に分けて服用
**シロスタゾール（プレタール）** 200mg/日　朝，夕の2回に分けて服用
**テオフィリン（テオドール）** 400mg/日　朝，夕の2回に分けて服用

# 9 WPW症候群

## A WPW 症候群
### Wolff-Parkinson-White Syndrome

　　WPW 症候群では房室結節以外に心房と心室の間を結ぶ異常な筋線維束の副伝導路が存在する（図 9-1）。副伝導路の多くは左室自由壁（50％）に存在するが，心室中隔後部（25％），右室自由壁（20％），心室中隔前部（5％）にも存在しうる。心房から心室へは副伝導路を通ってより速く刺激が伝えられ，心電図では特徴的なデルタ波（Δ波）と短縮した PQ 間隔［0.12 秒（3mm）未満］を呈する（例 9-1）。ほとんどは基礎心疾患のない例であるが，エプスタイン奇形では WPW 症候群を多く合併し，複数の副伝導路を有することも多い。

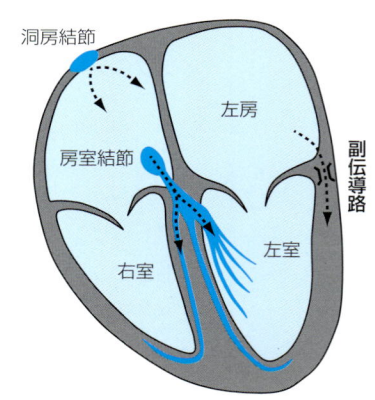

図 9-1　WPW 症候群（洞調律）

### 1. 診断のポイント

■WPW 症候群の診断ポイント
1） 短縮した PQ 間隔［0.12 秒（3mm）未満］
2） デルタ波（Δ波）で始まる幅広い QRS 波形．
　　　　　⇨ WPW 症候群

# WPW症候群　9

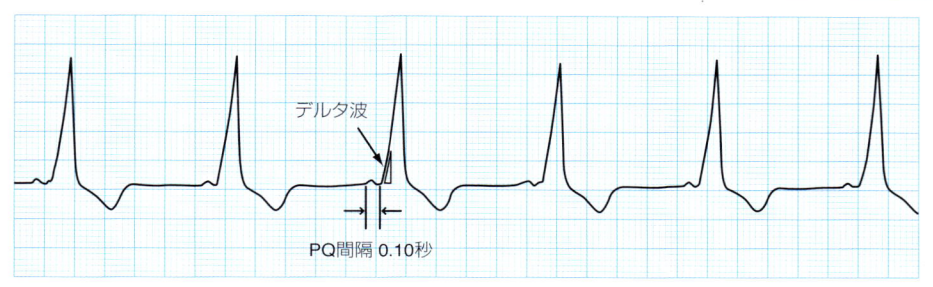

例 9-1　**WPW 症候群（洞調律）**　QRS 波はデルタ波で始まる幅広い波形を示し，PQ 間隔も短くなる．

## 2. 心電図所見

　　心室へは副伝導路だけでなく房室結節を通っても刺激が伝えられるため，QRS 波形は Δ 波と正常の QRS 波が合わさった波形になる．心拍数が多いほどより副伝導路を通って心室へ刺激が伝わり，心房性期外収縮（PAC）ではより幅広い QRS 波を示す（例 9-2）．

　　Δ 波の波形から副伝導路の位置をある程度推測できる．胸部誘導 V1 で上向きの Δ 波は左室自由壁，下向きの Δ 波は右室自由壁に副伝導路が存在し，肢誘導 II，III，aVF で下向きの Δ 波は心室中隔後部の副伝導路を示唆する．また V1 誘導で上向きの Δ 波を A 型，下向きの Δ 波を B 型と呼ぶことが多い．

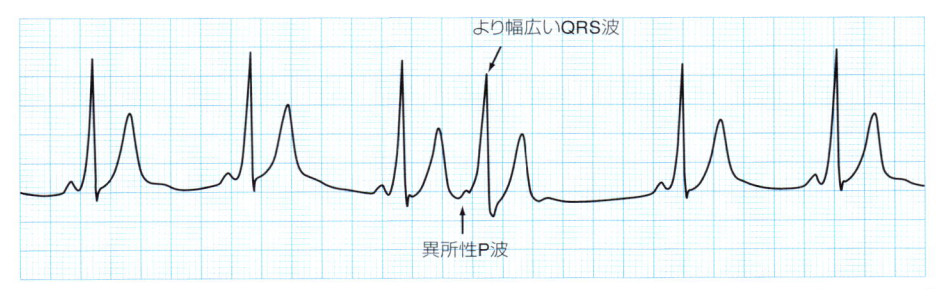

例 9-2　**WPW 症候群の心房性期外収縮（PAC）**　WPW 症候群では PAC は洞調律の QRS 波より幅広い QRS 波を示すため，心室性期外収縮（PVC）と間違えやすい．

## II. 不整脈：診断と治療

### B　WPW症候群に合併する頻脈発作

　WPW症候群では副伝導路を有するため，房室結節→心室→副伝導路→心房→房室結節など心房と心室を含めた大きな刺激の旋回運動による**発作性上室性頻拍（PSVT）**を起こしやすい（図9-2）。

　WPW症候群では**心房細動（AF）**・心房粗動（AFL）を起こすと，心房から心室へ副伝導路を通って高頻度に刺激が伝えられ，300/分近い心拍数の非常に速い頻脈となる（図9-3）。ショック状態，さらには心室細動（VF）に移行し，すぐに電気的徐細動をする必要がある。特にAF時の最短R-R間隔が250msec以下の例は要注意とされ，突然死の発生率は年0.6％である。なお，WPW症候群におけるAF例に対するジゴキシン（ジゴシン）およびベラパミル（ワソラン）の投与は，副伝導路の伝導を逆に促進するために禁忌である。

　WPW症候群では年齢とともに頻脈発作を併発し，20歳代では10％程度であるが60歳以上では40％近くの例で併発する。頻脈の80％はPSVT，20％がAFである。

図9-2　WPW症候群における発作性上室性頻拍（PSVT）

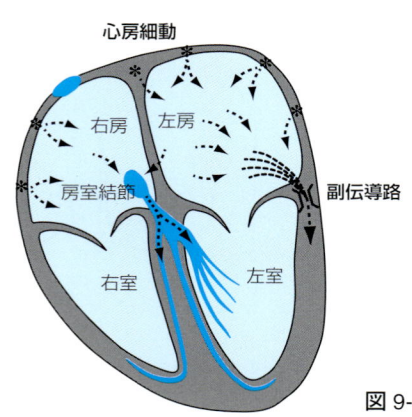

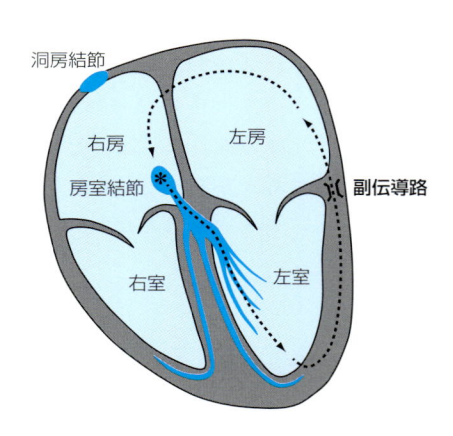

図9-3　WPW症候群における心房細動

## 1. 診断のポイント

> **■WPW症候群における頻脈発作**
> 1) 正常QRS波形の規則的な頻脈
>    ⇨ **発作性上室性頻拍（PSVT）**
> 2) 幅広いQRS波形の非常に速い不規則な頻脈（R-R間隔は不整）
>    ⇨ **心房細動（AF）**

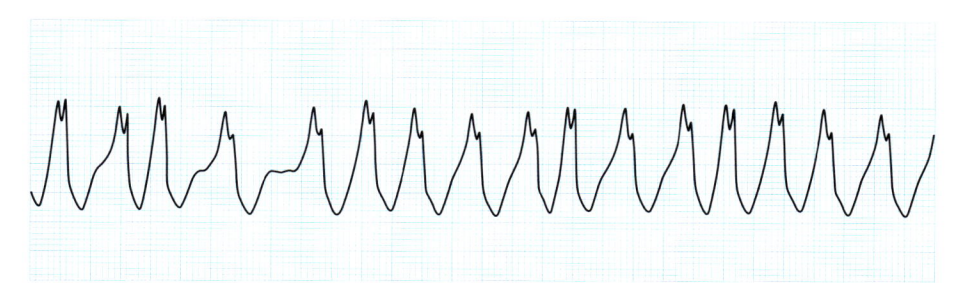

**例 9-3　WPW症候群の心房細動（AF）**　幅広いQRS波形の非常に速い頻拍となるが，心室頻拍とは異なってR-R間隔は不整である．

## 2. 心電図所見

　　　WPW症候群におけるPSVTでは，心室へは房室結節を通って刺激が伝わるため，正常QRS波形の規則的（R-R間隔は一定）な頻脈となる。しかし心拍は速く，200/分以上のことが多い。多くは副伝導路が左室側のために，異所性P波はQRS波の後に肢誘導Ⅰで下向き波形を示すが，心拍が速いため見にくいことが多い。

　　　WPW症候群におけるAFでは，心房から心室へ副伝導路を通って高頻度に刺激が伝えられ，300/分近い非常に速い頻脈となる。心拍が速いほど，刺激はより多く副伝導路を通って心室へ伝わるため，より幅広いQRS波となる。幅広いQRS波形の非常に速い頻脈のために心室頻拍（VT）との鑑別は難しいが，以前よりWPW症候群を指摘されていてR-R間隔が不整のところを見出せれば，WPW症候群に伴うAFの可能性が高い（例9-3）。

newLearners'
Technical guide to the Management of Arrhythmias

# III. 不整脈の鑑別診断
## Differential diagnosis of Arrhythmias

## III. 不整脈の鑑別診断

# 10 鑑別診断のポイント

## A 正常 QRS 波の規則的な頻脈の鑑別
Narrow QRS Regular Tachycardia

### 1. 鑑別すべき不整脈

> ■正常 QRS 波の規則的な頻脈
> 1) 2：1 伝導の心房粗動（AFL）
> 2) 発作性上室性頻拍（PSVT）
> 3) 洞性頻脈

### 2. 鑑別診断

　正常 QRS 波（QRS 幅＜0.10 秒）の規則的（R-R 間隔が一定）な頻脈を見たら，2：1 伝導の心房粗動（AFL），発作性上室性頻拍（PSVT），洞性頻脈の 3 つを考える。これらの頻脈ではショックになることは少なく，鑑別診断が難しいことが多いので，発作時には 12 誘導心電図を記録する。

　洞性頻脈では洞調律と同じ P 波を認め，痛みなどの原因に伴って心拍数が次第に増加し，軽快すれば減少する。AFL や PSVT では心房性期外収縮（PAC）を誘因に突然出現し，急に洞調律に戻る。QRS 波の心拍数は 2：1 伝導の AFL では 150/分前後，PSVT では 150〜250/分，洞性頻脈では 100〜150/分である。

　2：1 伝導の AFL と診断するには，QRS 波や T 波に粗動波（F 波）が隠れていないかよくチェックし，QRS 波 1 つに対して 2 つの F 波を示す必要がある（例 10-1）。F 波は II，III，aVF 誘導で下向きの鋸歯状に認められることが多い。PSVT のうち発作性心房頻拍（PAT）では QRS 波の前に洞調律の P 波と形の異なる異所性 P 波を認める（例 10-2）。房室結節内 reentry による PSVT では洞調律の P 波と逆向き波形（II，III，aVF 誘導で下向き）の異所性 P 波を認めるが，QRS 波の中もしくは直後で見にくいことが多い（例 10-3）。

**鑑別診断のポイント 10**

粗動波（F波）

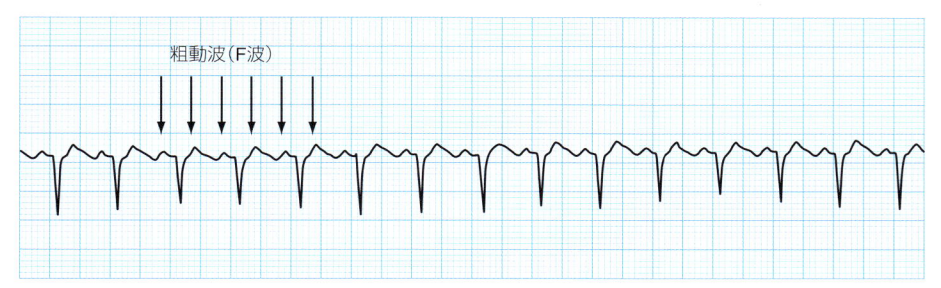

**例 10-1　2：1 伝導の心房粗動（AFL）**　P 波の代わりに 300/分の頻度で鋸歯状の F 波を認める．

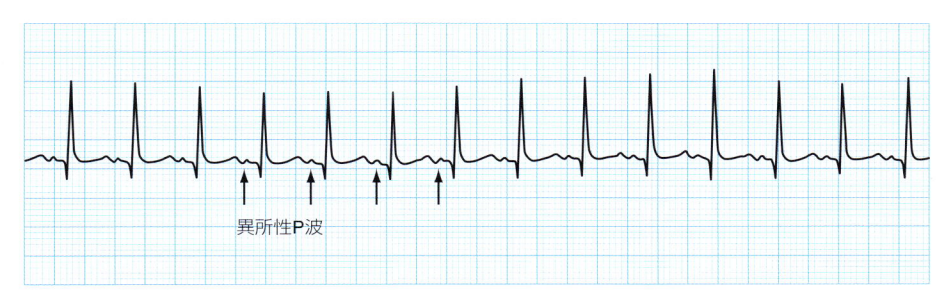

異所性P波

**例 10-2　発作性心房頻拍（PAT）**　140/分の頻度で QRS 波の前に異所性 P 波を認める．

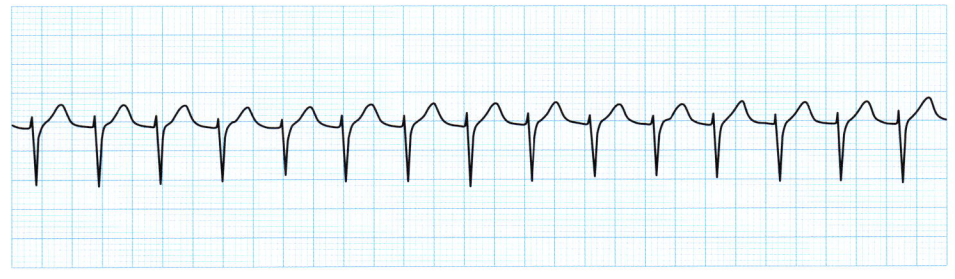

**例 10-3　房室結節内 reentry による発作性上室性頻拍（PSVT）**　異所性 P 波は QRS 波の中でよく見えない．

　　　　　　　　鑑別困難な場合には，Valsalva 手技や頸動脈洞マッサージなどの迷走神経刺激手技を行うか，ATP（アデホス）10〜20mg 急速静注もしくはベラパミル（ワソラン）5mg を 1〜2 分で静注して房室結節の伝導を遅くすると，房室結節内 reentry の PSVT では洞調律に戻る。一方，AFL では 4：1 伝導になって F 波がはっきり認識でき，洞性頻脈では次第に心拍数が遅くなる。

## III. 不整脈の鑑別診断

心房細動（AF）でも，ジギタリス薬や β遮断薬などを服用していない状況ではQRS波の頻度は120〜180/分となり，規則的な頻脈に見えやすい。しかし，少し長く記録すればAFでは必ずR-R間隔の不整な部分があり，基線が揺れるような細動波（f波）を認める。

### ◆正常QRS波の規則的な頻脈（narrow QRS regular tachycardia）の鑑別

|  | 2：1伝導のAFL | PSVT（房室結節内 reentry） | PSVT（PAT） | 洞性頻脈 |
|---|---|---|---|---|
| P波の波形 | 粗動波（F波） | 洞調律のP波と逆向き波形 | 異所性P波 | 洞調律と同波形 |
| P波の位置 | 1つのQRS波に2つのF波 | QRS波の中もしくは直後 | QRS波の前 | QRS波の前 |
| P波の頻度 | 250〜350/分 | 150〜250/分 | 150〜250/分 | 100〜150/分 |
| QRS波の頻度 | 約150/分 | 150〜250/分 | 150〜250/分 | 100〜150/分 |
| 迷走神経刺激手技 または ATP静注 | 2：1→4：1伝導 | 洞調律に戻る | 洞調律に戻らず | 心拍数が遅くなる |

## B 正常QRS波の不規則な頻脈の鑑別
Narrow QRS Irregular Tachycardia

### 1. 鑑別すべき不整脈

■正常QRS波の不規則な頻脈
1) 心房細動（AF）
2) 多源性心房頻拍（MAT）

### 2. 鑑別診断

正常QRS波（QRS幅<0.10秒）の不規則（R-R間隔が不整）な頻脈を見たら心房細動（AF）と多源性心房頻拍（MAT）を考えるが，まずは頻度の高いAFを疑う。AFならばP波は認めずに基線が不規則に揺れるような細動波（f波）を認め，f波はV1誘導で認識しやすい（例10-4）。MATならば数種類の異所性P波を100〜200/分で認める（例10-5）。

鑑別診断のポイント **10**

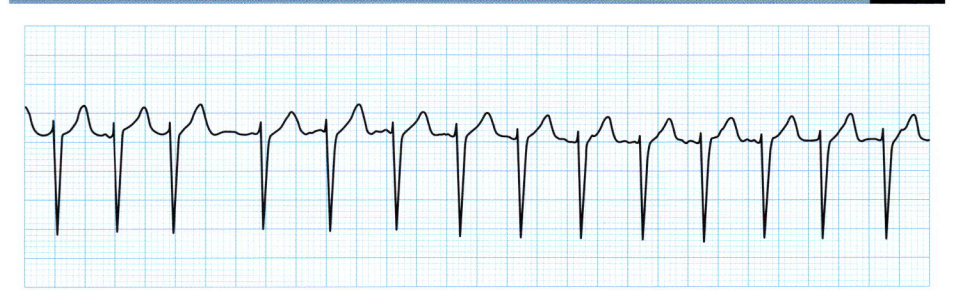

例 10-4　**心房細動（AF）**　明らかな P 波を認めず，基線が揺れているような細動波（f 波）となっている．

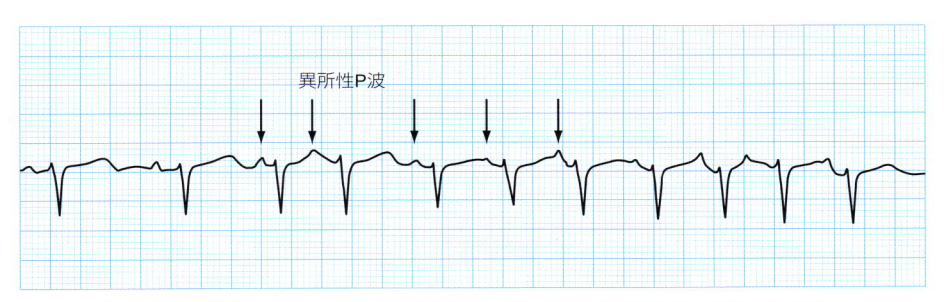

例 10-5　**多源性心房頻拍（MAT）**　数種類の異所性 P 波が不規則的に認められる．

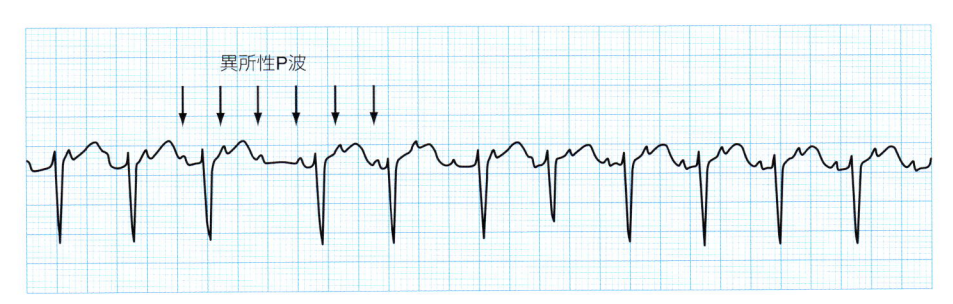

例 10-6　**PAT with block**　異所性 P 波は同一の波形で 240/分の頻度で規則的に認められるが，房室ブロックの程度が一定でないと R-R 間隔は不整となる．

　　　　房室ブロックを伴った発作性心房頻拍（PAT with block）も房室ブロックの程度が一定しない時は R-R 間隔が不整となるが，PAT with block では同一波形の異所性 P 波を認める（例 10-6）。

## III. 不整脈の鑑別診断

◆正常 QRS 波の不規則な頻脈（narrow QRS irregular tachycardia）の鑑別

|  | AF | MAT | PAT with block |
| --- | --- | --- | --- |
| P 波の波形 | 細動波（f 波） | 数種類の異所性 P 波 | 同一の異所性 P 波 |
| P 波の頻度 | 計測不能（350〜600/分） | 100〜200/分 | 150〜250/分 |
| 心室への伝導 | 不規則に伝導 | 1：1 伝導 | 2：1 伝導もしくは不規則 |

### C　幅広い QRS 波の規則的な頻脈の鑑別
Wide QRS Regular Tachycardia

#### 1．鑑別すべき不整脈

■幅広い QRS 波の規則的な頻脈
1) **心室頻拍（VT）**
2) 脚ブロックまたは心室内変行伝導を伴った洞性頻脈
3) 脚ブロックまたは心室内変行伝導を伴った 2：1 伝導の心房粗動（AFL）
4) 脚ブロックまたは心室内変行伝導を伴った発作性上室性頻拍（PSVT）

#### 2．鑑別診断

　幅広い QRS 波（QRS 幅≧0.12 秒）の規則的（R-R 間隔が一定）な頻脈を見たら，まずは**心室頻拍（VT）**と考えて対処すべきである（例 10-7）。鑑別すべきものに，脚ブロックもしくは心室内変行伝導のために幅広い QRS 波を伴った洞性頻脈，2：1 伝導の心房粗動（AFL）および発作性上室性頻拍（PSVT）がある。

　脚ブロックのために幅広い QRS 波を示す例では，以前の心電図から脚ブロックの存在が判明していれば診断は容易である。しかし，心室内変行伝導のために幅広い QRS 波を示す例では，心拍数が多いほど心室内変行伝導を来すために鑑別は難しい。鑑別診断には T 波や QRS 波の中に P 波を探すことが重要となる。洞性頻脈では洞調律と同波形の P 波を認め，P 波と QRS 波が 1：1 に対応して痛みなどの原因が消えれば心拍数は減少する（例 10-8）。2：1 伝導の AFL では QRS 波や T 波に鋸歯状の粗動波（F 波）が隠れていないかチェックし，QRS 波 1 つに対して 2 つの F 波を認める（例 10-9）。PSVT では洞調律の P 波と逆向きの異所性 P 波を認めるが，QRS 波の中または直後で認識しにくい。

鑑別診断のポイント **10**

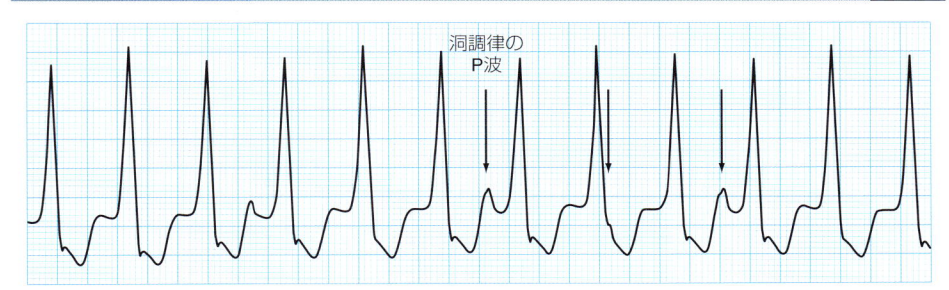

例 10-7　**心室頻拍（VT）**　著明に幅広い（≧0.14 秒）QRS 波と P 波(洞調律)とは異なる間隔で認められ，房室解離といえる．

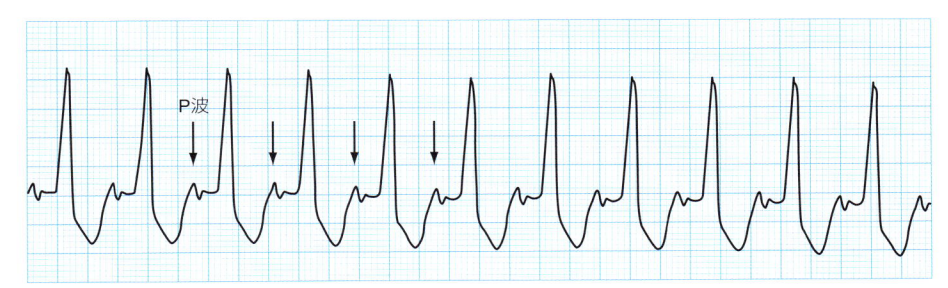

例 10-8　**脚ブロックを伴った洞性頻脈**　P 波と幅広い QRS 波が 1：1 に対応している．

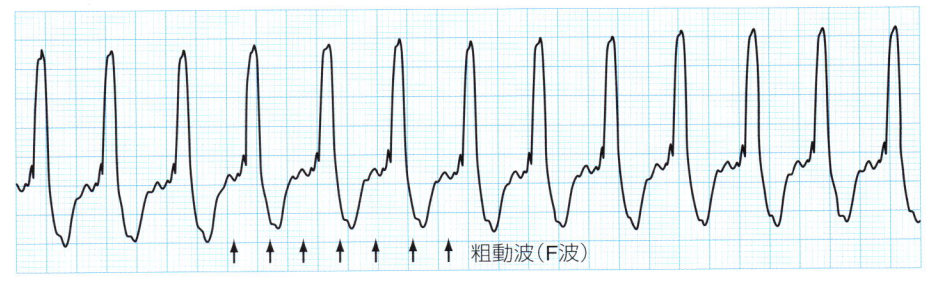

例 10-9　**脚ブロックを伴った 2：1 伝導の心房粗（AFL）**　T 波の中にも粗動波が認められる．

　　VT と確診するには，房室解離（AV dissociation）の所見を示す必要がある（例 10-7）。心房と心室が別々のリズムの房室解離では P 波は洞調律のために VT の幅広い QRS 波とは異なる頻度，すなわち P-P 間隔と R-R 間隔は異なる間隔を示す（P-P 間隔＞R-R 間隔）。しかし，速い心拍のために房室解離を示すのは難しいことが多い。他に VT を示唆する所見として，心室性期外収縮（PVC）を認め，PVC と QRS 波形が同じならば VT の可能性が高く，AFL や PSVT では心房性期外収縮（PAC）が誘因のこ

97

## III. 不整脈の鑑別診断

とが多い。VT では QRS 波が 0.14 秒以上に幅広いが，脚ブロックや心室内変行伝導では 0.14 秒未満のことが多い。

　心房細動（AF）も QRS 波の頻度が 150/分に近いと規則的な頻脈に見えやすく，脚ブロックや心室内変行伝導例では VT との鑑別を要する。しかし VT は規則的だが，AF はあくまでも不規則（R-R 間隔が不整）である。WPW 症候群の AF では心室へは副伝導路を通って高頻度に刺激が伝えられ，300/分に近い幅広い QRS 波の頻脈となる。VT との鑑別は困難だが，以前より WPW 症候群を指摘されていて R-R 間隔が不整の箇所を見つけられれば WPW 症候群の AF と考える。

◆幅広い QRS 波の規則的な頻脈（wide QRS regular tachycardia）の鑑別

|  | 心室頻拍（VT） | 脚ブロックまたは心室内変行伝導を伴った洞性頻脈 | 脚ブロックまたは心室内変行伝導を伴った 2：1 伝導 AFL | 脚ブロックまたは心室内変行伝導を伴った PSVT |
|---|---|---|---|---|
| P 波の波形 | 洞調律と同じ波形 | 洞調律と同じ波形 | 粗動波（F 波） | 洞調律の P 波と逆向き波形 |
| P 波の位置 | 一定せず | QRS 波の前 | 1 つの QRS 波に 2 つの F 波 | QRS 波の中（もしくは直後） |
| P 波と QRS 波の関係 | 房室解離 | 1：1 伝導 | 2：1 伝導 | 1：1 伝導 |
| QRS 波の頻度 | 100〜250/分 | ＜150/分 | 約 150/分 | 150〜250/分 |
| QRS 幅 | ≧0.14 秒 | ＜0.14 秒 | ＜0.14 秒 | ＜0.14 秒 |

## D　突然の長い休止期（長い R-R 間隔）の鑑別

### 1．鑑別すべき不整脈

■突然の長い休止期（長い R-R 間隔）
1）非伝導性心房性期外収縮（blocked PAC）
2）洞性不整脈（sinus arrhythmia）
3）洞房ブロック（SA block）

## 鑑別診断のポイント 10

### 2. 鑑別診断

　　長い R-R 間隔を見た際には，まずは非伝導性心房性期外収縮（blocked PAC）を考えるが，鑑別すべきものに洞房ブロックと洞性不整脈がある。
　　洞房ブロックは永久ペースメーカーの適応となりうるために，blocked PAC との鑑別は重要である。blocked PAC と診断するには異所性 P 波を示す必要があり，長い R-R 間隔の直前の T 波に異所性 P 波が隠れていないかよくチェックする（例 10-10）。さらに blocked PAC では休止期を除いて P-P 間隔はほぼ一定であるが，洞性不整脈では P-P 間隔が呼吸とともに次第に長くなっては短くなるパターンを示す（例 10-11）。一方，ウェンケバッハ型 2 度洞房ブロックでは P-P 間隔が次第に短くなり，ついに休止期に終わるパターンを示し（例 10-12），モービッツ 2 型 2 度洞房ブロックでは P-P 間隔は一定で，突然 P 波，QRS 波ともに消失した休止期ができ，休止期の P-P 間隔は直前の P-P 間隔の 2 倍もしくは整数倍となる（例 10-13）。

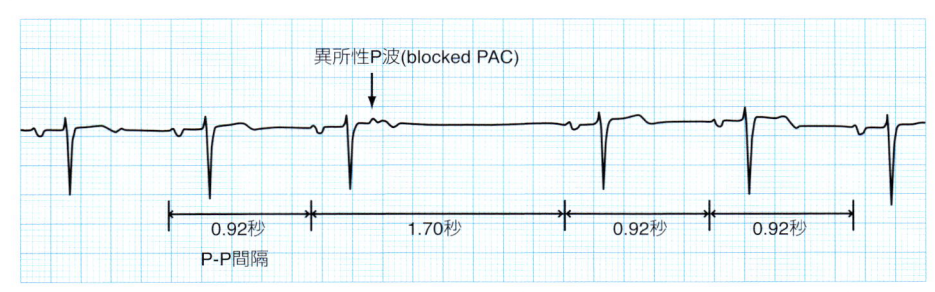

**例 10-10　非伝導性心房性期外収縮（blocked PAC）**　長い休止期の直前の T 波の中に異所性 P 波を認める．

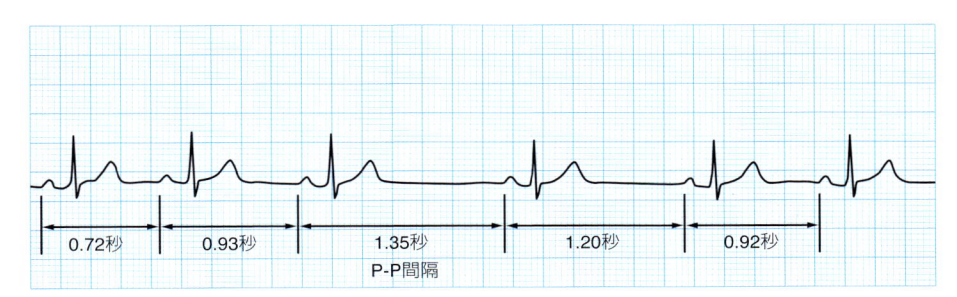

**例 10-11　洞性不整脈**　P-P 間隔は次第に長くなっては短くなるパターンを繰り返す．

99

## III. 不整脈の鑑別診断

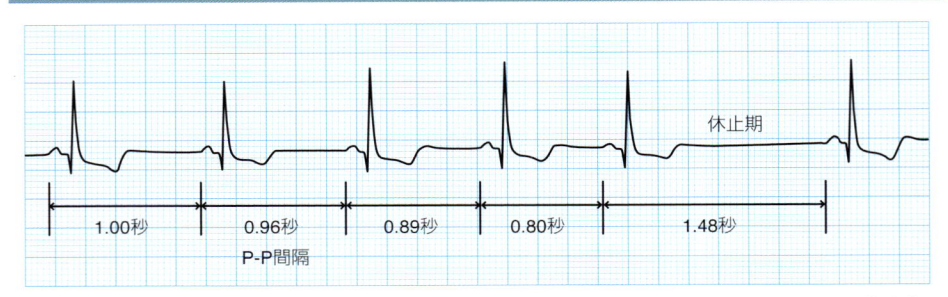

**例 10-12　ウェンケバッハ型 2 度洞房ブロック**　P-P 間隔が次第に短くなっては長い休止期となるパターンを示す．

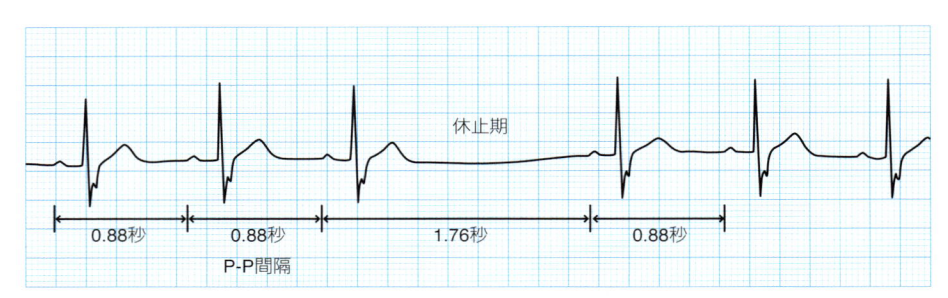

(1.00秒, 0.96秒, 0.89秒, 0.80秒, 1.48秒　P-P間隔　休止期)

**例 10-13　モービッツ 2 型 2 度洞房ブロック**　長い休止期の P-P 間隔はその直前の P-P 間隔のちょうど 2 倍になっている．

(0.88秒, 0.88秒, 1.76秒, 0.88秒　P-P間隔　休止期)

### ◆突然の長い R-R 間隔の鑑別

|  | 非伝導性<br>心房性期外収縮<br>（blocked PAC） | モービッツ 2 型<br>2 度洞房ブロック | ウェンケバッハ型<br>洞房ブロック | 洞性不整脈 |
|---|---|---|---|---|
| P-P 間隔 | 一定<br>（休止期を除く） | 一定<br>（休止期を除く） | 次第に短くなって長い休止期に終わる | 呼吸とともに次第に長くなっては短くなる |
| 休止期の<br>P-P 間隔 | 直前の P-P 間隔の<br>2 倍より短い | 直前の P-P 間隔の<br>2 倍または整数倍 | 直前の P-P 間隔の<br>2 倍より短い | 直前の P-P 間隔の<br>2 倍より短い |
| 異所性 P 波 | （＋） | （−） | （−） | （−） |

# 参考文献

Jules Constant: Learning Electrocardiography. Little, Brown and Company, 1987

Epstein AE, et al: ACC/AHA/HRS 2008 guidelines for device-based therapy of cardiac rhythm abnormalities. Circulation 2008:117;e350

小川聡,ほか：心房細動治療（薬物）ガイドライン（2008年改訂版）．日本循環器学会, 2008

奥村謙,ほか：不整脈の非薬物治療ガイドライン（2011年改訂版）．日本循環器学会, 2011

児玉逸雄,ほか：不整脈薬物治療に関するガイドライン（2009年改訂版）．日本循環器学会, 2009

三田村秀雄：不整脈エッセンシャル．中外医学社, 2000

樅山幸彦：ナースのための心電図マスターガイド．診断と治療社, 2005

樅山幸彦ら：newLearners' 心電図テクニカルガイド．株式会社ヌンク, 2011

## 索 引

### A
ACLS … 60
AF … 29, 36, 38, 88, 94
AFL … 29, 33, 47, 53, 92
AIVR … 62
ATP … 49, 55
AV block … 70
AV dissociation … 53, 77
AV node … 2

### B・C・D
bigeminy … 15
blocked PAC … 23, 98

complete AV block … 76
depolarization … 3

### E・F
ectopic P wave … 21
escape beat … 27
escape rhythm … 76

fusion beat … 15, 53
f 波 … 37

### H・L
His bundle … 2

LBBB … 5
left bundle branch … 2
lone AF … 36

### M
MAT … 29, 32, 38, 94

### P
PAC … 20
paroxysmal AF（PAF） … 37
PAT … 29
PAT with block … 29
PJC … 25
PQ 間隔 … 5
PSVT … 45, 53, 88, 92
Purkinje fibers … 2
PVC … 12, 65, 67
P 波 … 4

### Q・R
QRS 波 … 4

reentry … 33
R on T 型 PVC … 15
RBBB … 5
repolarization … 3
right bundle branch … 2

### S
SA block … 81, 98
SA node … 2
sinus arrhythmia … 8, 98
sinus bradycardia … 8
sinus rhythm … 3, 7
sinus tachycardia … 7
sick sinus syndrome … 84

## T・U

T 波 … 4

upstream 治療 … 41

## V・W

Valsalva 手技 … 48, 93
VF … 59
VFL … 58
VT … 51, 53, 96

WPW 症候群 … 86

## あ

アトロピン … 80, 85
アピキサバン … 44
アプリンジン … 42
アミオダロン … 42, 56
異所性 P 波 … 21, 65
イソプロテレノール … 80, 85
ウェンケバッハ型 2 度房室ブロック … 71, 73, 78
ウェンケバッハ型 2 度洞房ブロック … 82
右脚 … 2
右脚ブロック … 5
永久ペースメーカー … 73, 75, 79, 83, 99

## か

完全房室ブロック … 76, 78
期外収縮 … 5, 12
頸動脈洞マッサージ … 48, 93
抗凝固療法 … 33, 36, 40, 43
高度房室ブロック … 75
孤立性心房細動 … 36

## さ

細動波 … 37
再分極 … 3
左脚 … 2
左脚ブロック … 5
三段脈 … 15
刺激伝導系 … 2
ジゴキシン … 40
持続性心室頻拍 … 51
持続性心房細動 … 37
ジソピラミド … 42
シベンゾリン … 41
上室性期外収縮 … 27
ショートラン … 16
徐脈頻脈症候群 … 84
ジルチアゼム … 40
シロスタゾール … 85
心室内変行伝導 … 64

心室性期外収縮 … 12, 65, 67
心室性補充収縮 … 27
心室性補充調律 … 62
心室粗動 … 58
心室細動 … 59
心室頻拍 … 51, 53, 96
心拍数 … 6, 12, 54, 76, 85, 96
心房性期外収縮 … 12, 20
心房粗動 … 29, 33
心房細動 … 29, 36, 38, 88, 94
促進した心室固有調律 … 62

### た

代償性休止期 … 13
ダビガトラン … 44
多源性心室性期外収縮 … 15
多源性心房頻拍 … 29, 32, 38, 94
脱分極 … 3
テオフィリン … 85
デルタ波 … 86
洞性不整脈 … 8, 24, 82, 98
洞性徐脈 … 8
洞性頻脈 … 7, 35, 47, 92
洞調律 … 3, 7
洞不全症候群 … 84
洞房ブロック … 81, 98
洞房結節 … 2
特発性心室頻拍 … 51

### な

二次救命処置（ACLS）… 60
二段脈 … 15, 24
ニフェカラント … 57

### は

幅広い QRS 波 … 13, 65
ヒス束 … 2
非代償性休止期 … 21
非伝導性心房性期外収縮 … 23, 24, 73, 83, 98

ピルジカイニド … 41
不応期 … 23
副伝導路 … 86
プルキンエ線維 … 2
プロカインアミド … 41, 57
プロパフェノン … 42
ベプリジル … 42
ベラパミル … 40, 49, 55
房室ブロック … 70
房室ブロックを伴った発作性心房頻拍 … 29
房室接合部性期外収縮 … 12, 25
房室接合部性補充収縮 … 27
房室接合部性補充調律 … 49
房室接合部頻拍 … 45
房室結節 … 2
房室解離 … 53, 77
補充収縮 … 27
補充調律 … 49, 76
発作性上室性頻拍 … 30, 45, 47, 53, 88, 92
発作性心房細動 … 37
発作性心房頻拍 … 29, 35

### ま

迷走神経刺激手技 … 93
モービッツ 2 型 2 度房室ブロック … 73
モービッツ 2 型 2 度洞房ブロック … 83

### や・ら

融合収縮 … 15, 53

リドカイン … 57
リバーロキサバン … 44
硫酸マグネシウム … 57
連結期 … 14

## 著者略歴

### 樅山　幸彦（もみやま　ゆきひこ）

| | | |
|---|---|---|
| 1986 年 3 月 | 慶應義塾大学医学部卒業 |
| 1986 年 6 月 | 東京都済生会中央病院　内科研修医 |
| 1991 年 6 月 | 東京都済生会中央病院　循環器内科医員 |
| 1994 年 9 月 | 英国セント・ジョージ病院留学 |
| 1999 年 1 月 | 防衛医科大学校　第一内科助手 |
| 2006 年 4 月 | 国立病院機構東京医療センター　循環器科医長 |
| 2010 年 4 月 | 国立病院機構東京医療センター　臨床研究・治験推進室長併任 |

### 神野　雅史（かんの　まさし）

| | | |
|---|---|---|
| 1990 年 3 月 | 新潟大学医療技術短期大学部卒業 |
| 1990 年 4 月 | 東京都済生会中央病院　臨床検査科 |
| 2011 年 4 月 | 東京都済生会中央病院　臨床検査科係長 |

### 佐川　由加里（さがわ　ゆかり）

| | | |
|---|---|---|
| 1994 年 3 月 | 昭和医療技術専門学校臨床検査技師科卒業 |
| 1994 年 4 月 | 東京都済生会中央病院　臨床検査科 |

- 本書の複製権・翻訳権・上映権・譲渡権・公衆送信権（送信可能化権を含む）は，株式会社ヌンクが保有します．
- JCOPY　〈(社)出版者著作権管理機構　委託出版物〉
- 本書の無断複写は著作権法上での例外を除き禁じられています．複写される場合は，そのつど事前に，(社)出版者著作権管理機構（電話 03-3513-6969，FAX 03-3513-6979，e-mail: info@jcopy.or.jp）の許諾を得てください．

ニューラーナーズ
newLearners'
ふせいみゃくてくにかるがいど
**不整脈テクニカルガイド**　　　　ISBN978-4-7878-2064-8　C3047

2013 年 11 月 7 日　第 1 版　第 1 刷発行

| | | | |
|---|---|---|---|
| 定　価 | カバーに表示してあります | 発売所 | 株式会社 診断と治療社 |
| 著　者 | 樅山幸彦／神野雅史／佐川由加里 | | 東京都千代田区永田町 2-14-2 |
| 発行所 | 株式会社ヌンク | | 山王グランドビル 4F（1000014） |
| | 東京都大田区南六郷 2-31-1-216（1440045） | | TEL 03-3580-2770（営業部） |
| | TEL 03-5744-7187（代） | | FAX 03-3580-2776 |
| | FAX 03-5744-7179 | | 郵便振替　00170-9-30203 |
| | info@nunc-pub.com | | eigyobu@shindan.co.jp（営業部） |
| | http://www.nunc-pub.com | | http://www.shindan.co.jp/ |
| | | 印刷・製本 | 株式会社 加藤文明社印刷所 |

©2013 樅山幸彦　　　　　　　　　　　　　　　　　　　　検印省略
Printed in Japan　　　　　　　　　　　　　落丁・乱丁本はお取替え致します